DES EFFETS TOXIQUES

DU

BICHROMATE DE POTASSE

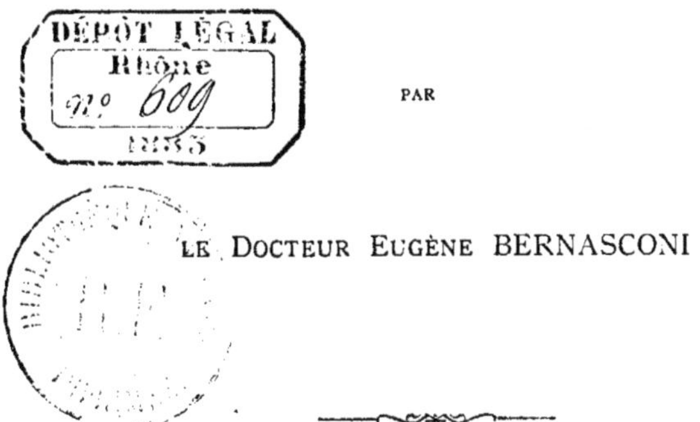

PAR

LE DOCTEUR EUGÈNE BERNASCONI

LYON
IMPRIMERIE LUCIEN DUC & FRANCIS DEMAISON
101, Grande Rue de la Guillotière, 101

1883

DES EFFETS TOXIQUES
DU
BICHROMATE DE POTASSE

LYON — IMPRIMERIE DE LA PROVINCE

101, Grande rue de la Guillotière, 101

PRÉFACE

Les empoisonnements aigus non professionnels par les composés de chrome, sans être très fréquents, ne sont pas d'une rareté extrême. Cependant la plupart des ouvrages de toxicologie les passent complètement sous silence.

A l'occasion de deux empoisonnements accidentels par le bichromate de potasse mélangé à l'acide sulfurique, observés au commencement de cette année par M. le professeur Lacassagne, et dont il a bien voulu nous abandonner la relation pour servir de base à notre travail, nous avons réuni tous les faits épars dans les diverses publications françaises et étrangères que nous avons pu nous procurer, et nous avons essayé de présenter un tableau clinique et anatomo-pathologique aussi complet que possible de ce genre d'empoisonnement.

Nous avons absolument négligé les considérations chimiques que semble comporter un pareil sujet, et pour deux raisons : d'abord il nous eût été impossible, faute de connaissances, de traiter convenablement et complètement la question; en second lieu, nous pensons avec M. le professeur Lacassagne, que le mot empoisonnement ne doit pas entraîner nécessairement, dans l'esprit du médecin appelé à le constater, l'idée de réactions ou d'expériences chimiques plus ou moins compliquées. Pour nous, le médecin, sous peine d'erreurs grossières, doit s'abstenir de recherches chimiques, ou tout au moins n'employer que des réactifs très simples ne pouvant altérer en rien les liquides ou les organes qui seront toujours soumis à l'analyse d'un chimiste expérimenté.

Tels sont les principes qui nous ont guidé et nous ont fait abandonner la partie chimique, qui serait d'ailleurs, à un autre point de vue, le complément de notre travail. Toutefois, au sujet de nos observations inédites, nous avons donné les résultats de l'expertise chimique qui nous ont été communiqués par MM. le professeur Cazeneuve et le professeur-agrégé Chapuis. Qu'ils veuillent bien accepter nos remercîments.

Il serait injuste de ne pas exprimer ici à M. le docteur Henri Coutagne qui nous a sans cesse prodigué son temps et ses conseils, les sentiments de notre profonde gratitude.

Que le docteur Léon Blanc, dont la connaissance de la langue allemande nous a été d'un si grand secours, reçoive aussi tous nos remercîments.

CHAPITRE PREMIER

Principaux composés du chrome : leurs usages. — Industrie des chromates. — Accidents observés chez les ouvriers chromateurs. — Historique des empoisonnements par les sels de chrome.

Découvert en 1797 par Vauquelin, qui le retira de la *mine de plomb rouge de Sibérie*, le chrome est un métal gris d'acier, brillant, assez dur pour rayer le verre ; il n'a reçu aucune application comme métal. Mais il n'en est pas de même de ses combinaisons qui fournissent à l'industrie un assez grand nombre de matières colorantes.

Parmi ses composés oxygénés, les principaux sont le sesquioxyde de chrome et l'acide chromique. Le sesquioxyde de chrome, amorphe ou cristallisé, est d'une magnifique couleur verte destinée à colorer les verres, les émaux, les pâtes céramiques, etc... Les sels de sesquioxyde de chrome sont verts ou violets, suivant qu'on les prépare à chaud ou à froid. Dans la peinture à l'huile, on emploie depuis très longtemps un vert de chrome, dit vert Pannetier, du nom de son inventeur : c'est la couleur verte qui se conserve le plus longtemps. Ces produits sont toxiques ; nous devons cependant excepter un autre vert de chrome préparé par M. Guignet, en 1858, et connu sous le nom de vert Guignet. Il a toutes les qualités des verts de Chine et de Schweïnfurth, et, de plus, il est d'une innocuité parfaite. Mélangé à l'acide picrique, il est utilisé dans les fabriques de fleurs artificielles sous le nom de *vert-nature*, et on peut le manier sans danger.

L'acide chromique se présente sous forme de cristaux rouge-foncé. Il est inodore, d'une saveur styptique, mais sans aucun goût métallique. Il a été employé comme caustique, en cristaux ou en solution concentrée. Il est comparable à l'acide sulfurique et agit comme celui-ci par son avidité pour l'eau.

Utilisé en thérapeutique, il a donné lieu à des accidents. Gubler (1) rapporte des cas d'intoxication survenue chez des syphilitiques qu'on avait traités par cette substance. Parmi ceux qui ont employé cet acide comme antisyphilitique, il convient de citer Ch. Robin, Sigmund de Vienne, sur les indications de Heller. Comme agent caustique, Magitot (2) le préconise contre plusieurs affections de la bouche, et enfin Isambert (3) dans certaines maladies du larynx. C'est une substance d'un emploi difficile à cause de son instabilité, car elle tend toujours à se dédoubler en oxyde et en oxygène. Nous verrons plus tard que c'est ce dédoublement qui permet,

(1) Société de thérapeutique, 7 mai 1871.

(2) *Bulletin général de thérapeutique*. t. 76. p. 264 et 304, 1869.

(3) *Bul. gén. de thérap.* t. 83, p. 41. 1872.

dans les empoisonnements, d'expliquer la coloration verdâtre des vomissements par la présence de l'oxyde de chrome.

Les sels formés par l'acide chromique, ou chromates, ont une importance beaucoup plus grande. On les divise en chromates neutres, qui sont jaunes, et chromates acides qui sont rouge-orangé. Neutres ou acides, ils sont tous toxiques. Ils doivent cette propriété tantôt à leur acide, tantôt à leur base ; en outre, ce sont des vomitifs très énergiques. Parmi ces sels, il en est quelques-uns que nous devons signaler spécialement : ce sont le chromate de plomb, le chromate neutre et le chromate acide de potasse.

Le chromate de plomb est doublement dangereux : comme préparation de chrome et comme sel de plomb. Il est fréquemment employé par les peintres, par les fabricants de mèches de briquet (Lancereaux) (1) et de jouets, surtout en Allemagne. Certains industriels, selon Delpech, s'en serviraient pour colorer le beurre.

Des analyses nombreuses auxquelles se livre le bureau municipal d'hygiène de Paris sur les colorations jaunes dangereuses de divers objets d'un usage courant, entre autres des jouets à bon marché et des papiers d'enveloppe d'articles d'épicerie, tels que la chicorée, il résulte que ce sont les chromates de plomb et de zinc qui sont presque toujours employés. (Communication orale de M. Ch. Girard à M. le docteur H. Coutagne. Mars 1883.)

(1) *An. d'hyg.* p. 339, vol. 44, 2e série, 1875.

N'oublions pas de signaler les confiseurs. C'est ainsi que Chevallier a observé des coliques saturnines chez des individus qui avaient mangé des bonbons colorés au chromate de plomb. Dans le chapitre suivant, nous rapporterons deux cas d'empoisonnement suivis de mort survenue dans les mêmes conditions.

Le chromate neutre de potasse est employé à la préparation des autres chromates ; en teinture, on utilise sa puissance colorante qui est telle, selon Malaguti, (1) qu'il peut donner à 40,000 fois son poids d'eau une teinte jaune très sensible.

Le bichromate de potasse ou chromate acide de potasse a eu une très grande importance en thérapeutique. On a vu, en effet, quelques médecins le considérer comme un antisyphilitique puissant. Tels sont Heyfelder, Arrastia y Crespo, de Bonnefoux, etc. Toutefois, dans sa thèse (Paris 1866) qui résume tous les travaux antérieurs entrepris à ce sujet, de Bonnefoux avoue que le bichromate de potasse est inférieur au mercure, et Follin (Path. externe) dit que l'action spécifique de ce médicament ne repose que sur des hypothèses. Ce ne fut, en somme, qu'une période d'engouement dont on revint bien vite.

Le bichromate de potasse est encore employé comme producteur d'électricité dans les piles dites de Grenet. Nous reviendrons ailleurs sur la composition exacte du liquide de ces piles.

(1) *Dict. encyclop. des sciences méd.*, t. 17, page 103.

Mais c'est dans la teinture que le bichromate de potasse et les chromates en général trouvent leurs principales applications, surtout depuis les découvertes de Lassaigne, (Paris, 1819), et de Leykauf, (Nuremberg 1832). Il résulte de nos informations qu'à Lyon, St-Etienne et St-Chamond, on emploie environ 80,000 kilog. de bichromate de potasse par an, et si l'on tient compte de ce qu'on utilise ailleurs, on comprend que M. Camille Kœcklin ait pu dire que le chrome est devenu pour les arts de la teinture et de l'impression, le *métal de la coloration*, autant que le fer est pour le monde le *métal de la civilisation*. (1)

Ajoutons que ces ouvriers teinturiers ne sont nullement incommodés et ne paraissent éprouver aucun effet fâcheux du maniement de ces substances.

Enfin, en 1855, un photographe, M. Poitevin, fit une nouvelle application des sels de chrome à la photolithographie et à l'héliographie. Associés aux matières gélatineuses ou albumineuses qui recouvrent les plaques métalliques, ils rendent ces substances insolubles et leur permettent de retenir les encres d'impression.

Nous devons dire quelques mots de l'industrie des chromates. Elle est d'origine récente. Cependant l'hygiène professionnelle des ouvriers chromateurs et les divers accidents dont ils sont victimes, sont assez bien connus, grâce aux travaux de Gmélin, Ducatel, Delpech et Hillairet, Bécourt et Chevallier, etc, travaux dont les éléments ont été fournis par M. Clouet, de

(1) (Girardin. — 30e leçon de *Chimie élémentaire*.) tome 11, p. 391 et suivantes.

l'usine de Graville (Seine-Inférieure), Zuber et Erhmann de Rixheim (Alsace) et Isaac Thyson de Baltimore.

En France, les établissements où on prépare les chromates sont rangés dans la troisième classe des établissements insalubres (décret du 14 mai 1875). En outre, au point de vue du travail des enfants dans les manufactures, on voit figurer dans le tableau qui suit le décret du 3 mars 1877, les établissements de fabrication du chromate de potasse, parmi ceux où l'emploi des enfants est interdit à cause des accidents spéciaux dus aux émanations.

Ces accidents offrent une gravité et une fréquence plus ou moins grandes suivant que les ouvriers sont chargés de telle ou telle partie de la préparation. Aussi pensons-nous qu'il est utile de rappeler sommairement les procédés de fabrication en grand des chromates de potasse, les seuls dont nous ayons à nous occuper ici.

1° On réduit en poudre fine le minerai de fer chromé et on tamise la poudre ainsi obtenue.

2° On l'introduit dans un four oxydant avec de l'azotate de potasse dans la proportion de deux parties de minerai pour une partie de sel de nitre (on se sert encore de carbonate ou de sulfate de potasse). On chauffe le mélange à 1200° Wedgwood et on remue la masse avec des ringards de fer.

L'acide azotique du sel de nitre se décompose, son oxygène mis en liberté forme avec l'oxyde de chrome de l'acide chromique qui s'empare de la potasse et forme du chromate neutre de potasse.

3° On obtient ainsi une masse ou *calcine* qu'on retire du four et qu'on éteint par un arrosage. Cette masse se recouvre de nombreux points jaunes qui sont du chromate neutre de potasse. Par des lessivages répétés à l'eau bouillante, on retire de la calcine tout le chromate possible.

4° On a alors une dissolution qu'on fait bouillir et qu'on sature d'acide sulfurique. Au moment où on verse l'acide sulfurique, le liquide passe immédiatement du jaune au rouge ; la température s'élève et il se dégage d'abondantes vapeurs chargées de bichromate de potasse qui retombe en poussière fine dans tout l'atelier.

5° On fait cristalliser le liquide bouillant dans des cuves doublées de plomb. Pendant le transport aux cristallisoirs, il se dégage encore des vapeurs de bichromate.

6° La cristallisation achevée, on enfûte les cristaux. Pour en faire pénétrer le plus possible, on frappe les parois des tonneaux à coups de maillet. Sous l'influence de ces coups, des parcelles cristallines se détachent. Nous verrons qu'elles jouent un certain rôle sur la santé des ouvriers.

Il n'est pas jusqu'aux eaux mères, aux résidus qui ne soient dangereux à manier, car ils renferment encore des chromates.

Ces détails succincts de préparation industrielle étant connus, nous pouvons passer à l'étude des accidents qui atteignent les ouvriers. Nous remarquerons d'abord que l'acide chromique et les chromates exercent sur l'organisme deux actions bien différentes : 1° une action locale escharotique, 2° une action générale toxique.

Action escharotique. — Il est assez curieux que les ouvriers chromateurs n'éprouvent aucun effet toxique général appréciable. En revanche, ils sont atteints d'ulcérations et d'eschares trés-douloureuses. Ces lésions ne s'observent pas à toutes les phases de la préparation des chromates. Ainsi, pendant les opérations du pilage et du tamisage du minerai, les ouvriers ne sont nullement incommodés, malgré les nuages de poussières qui remplissent l'atelier. Il en est de même chez ceux qui mélangent le minerai avec l'azotate de potasse ou les autres sels qui le transformeront en chromate.

Les premiers accidents apparaissent quand on remue le mélange avec des ringards de fer. Les ouvriers chargés de cette opération respirent des poussières de chromate neutre de potasse déjà formé. Ce sont surtout les narines qui sont atteintes.

Les lésions augmentent ensuite de fréquence et d'intensité dans les autres périodes de la préparation. Elles s'atténuent un peu à l'enfûtage, où les cristaux secs agissent seuls.

On a rangé ces accidents sous cinq chefs :

1° Ulcérations de toutes les parties du corps en contact avec les chromates, à condition, toutefois, qu'il y ait une solution de continuité du tégument. C'est à la face dorsale des mains et des pieds qu'on les observe le plus souvent. Elles affectent toujours la forme d'un ulcère perforant qui se recouvre d'une eschare noirâtre. La douleur est excessivement vive. Les ouvriers cessent leur travail, et au bout d'un temps plus ou moins long, la guérison est obtenue. On a cité des cas où ces ulcères avaient perforé de part en part les pieds ou les mains. Mais Delpech, sans nier ces faits, estime qu'ils doivent être exceptionnels, car les ouvriers n'attendent jamais aussi longtemps sans réclamer des soins.

2° Perforation du cartilage des fosses nasales. Elle avait été observée dès le début de l'industrie des chromates; mais c'est à Delpech et Hillairet (1) qu'on doit la première étude complète de cette lésion. Elle atteint son maximum de fréquence chez les ouvriers employés aux chaudières où le chromate neutre est transformé en chromate acide. Cette ulcération présente le même caractère que celles qui siègent sur la peau. Elle débute par un violent coryza, sur la signification duquel l'ouvrier ne se trompe pas, s'il est expérimenté. Quelquefois, le début est insidieux. L'ouvrier continue son travail, et il croit n'avoir eu qu'un simple rhume de cerveau. Mais si on examine la cloison, on voit qu'elle est perforée comme à l'emporte-pièce. Les bords se cicatrisent très rapidement, et l'ouvrier est débarrassé pour toujours, non seulement du coryza spécial à sa profession, mais du coryza ordinaire ? Il n'a plus que des douleurs nasales assez vives pendant l'hiver.

On a remarqué que les ouvriers qui prisent beaucoup sont exempts de cette perforation ; le tabac agit comme corps étranger, s'oppose à l'accolement des muqueuses, à leur contact avec les poussières nuisibles, et par conséquent à leur ulcération. Cette lésion est d'une fré-

(1) *Annales d'Hygiène*, t. 31, deuxième série.

quence extrême. Dans un article récent de *The Lancet* on estimait que 50 o|o des ouvriers chromateurs en étaient atteints.

3° Bronchites, suffocations. Ce sont des accidents éphémères qui s'observent chez les nouveaux ouvriers et qui n'ont pas de gravité.

4° Céphalalgie, dépérissement. Gmélin seul en fait mention.

5° Ulcérations de l'arrière-gorge pouvant simuler des ulcérations syphilitiques. Delpech et Hillairet ne les ont jamais observées. Toutefois il y a une observation d'Heathcote où une ulcération de ce genre fut prise pour un ulcère syphilitique.

Comme prophylaxie, nous ne saurions mieux faire que de rappeler les conseils donnés par Napias. « Neutraliser les eaux avant de les déverser à l'égout. Ne jamais jeter au ruisseau de la rue des eaux contenant en dissolution des chromates, ventiler les ateliers, opérer la concentration dans des chaudières munies de couvercles et surmontées de larges hottes entraînant les buées à la cheminée. Les gaz seront condensés, ceux qui échapperaient à la condensation seraient aussi conduits à la cheminée qui doit être élevée de 20 à 30 mètres (1).

En résumé, nous voyons que, dans tous ces accidents, l'action escharotique des chromates est seule en cause. Les lésions sont toujours locales, jamais on n'aurait observé d'intoxication générale.

(1) Napias, *Hygiène industrielle*, pages 37, 121, 456.

Action toxique. — Si l'étude des sels de chrome a donné lieu à d'importantes monographies au point de vue des lésions observées chez les ouvriers chromateurs, il n'en est pas de même des effets consécutifs à l'ingestion accidentelle, ou dans un but criminel ou suicide, du bichromate de potasse, et nous n'avons pu trouver aucun travail ex-professo sur cette question. Les observations qui auraient pu lui servir de base, sans être communes, ne sont pas absolument exceptionnelles. C'est en Angleterre, à l'instigation de Taylor qui a consacré au chrome et à ses sels un bon article dans son livre *On Poisons*, qu'ont été publiées le plus grand nombre d'observations, particulièrement intéressantes au point de vue clinique et thérapeutique.

En France, quelques faits isolés ont servi de base aux travaux de Jaillard qui semble avoir étudié le premier la toxicologie du bichromate de potasse au point de vue expérimental.

Les études faites avec peu de succès, en 1855 et en 1866, sur l'action antisyphilitique du bichromate de potasse, n'ont donné lieu qu'à peu de documents intéressants au point de vue toxicologique. Il en est de même de la généralisation de l'acide chromique comme caustique et comme conservateur histologique.

La littérature médicale de ces dernières années contient, à de rares intervalles, des observations d'intérêt varié se rapportant à notre travail. Nous signalerons ici particulièrement les deux cas publiés par Von Listow dans le *Bulletin trimestriel de médecine pratique* de Mashka.

Ces faits se rapportent tous à des accidents ou à des suicides. Seule l'observation de Schrader, 1866, a trait à l'administration de ce sel comme abortif (?)

L'anatomie pathologique des lésions chromiques, assez vaguement décrite, a été l'objet de la part de Gergens à Strasbourg, puis de Weigert et de Kabierske, à Breslau, de travaux faits à un point de vue purement histologique, et dont nous ferons également notre profit.

Disons en terminant que nous ne connaissons aucun fait antérieur aux deux qui servent de base à ce travail, où l'empoisonnement ait eu lieu par l'association du bichromate de potasse et de l'acide sulfurique comme liquide servant à alimenter les piles.

Il y a lieu de craindre, eu égard à l'extension des applications de l'électricité dans l'industrie, que ces accidents ne restent pas longtemps isolés.

CHAPITRE II

OBSERVATIONS

Nous consacrons exclusivement ce chapitre aux observations que nous avons pu recueillir ; mais nous devons prévenir qu'il ne renferme pas tous les faits connus d'empoisonnement par les sels de chrome. Il en est quelques-uns que nous ne pouvons qu'indiquer à la bibliographie, car il nous a été impossible de nous les procurer.

La plupart de ces observations sont d'origine anglaise, et, à ce propos, nous remercions ici particulièrement M. le docteur H. Coutagne, de l'obligeance avec laquelle il a bien voulu revoir et corriger les traductions que nous en avions faites.

Dans le classement de nos observations, nous n'avons pas suivi l'ordre chronologique, mais il nous a semblé préférable de grouper tous les faits se rapportant à un même genre d'accidents, accidents professionnels, accidents consécutifs à l'emploi du bichromate de potasse, comme antisyphilitique, empoisonnement accidentel ou suicide suivi de guérison, avortement (?)empoisonnement accidentel ou suicide suivi de mort.

Nous appelons spécialement l'attention sur les observations XV et XVI communiquées par M. le professeur Lacassagne. Ce sont les plus complètes et elles suffiraient à elles seules pour étudier l'empoisonnement par le bichromate de potasse. Nous devons en rapprocher celle de Bishop, qui montre dans tous ses détails la marche de cet empoisonnement.

1° Accidents professionnels

OBSERVATION I.

(G. HEATHCOTE : *the Lancet* 11 Février 1854)

Cas montrant les effets toxiques du bichromate de potasse, observé dans la pratique de Wilkinson (de Manchester).

Le 2 Août 1853, je fus appelé auprès de William H. C'est un homme sobre, d'apparence anémique, âgé de 30 ans, célibataire, d'une taille d'environ 5 pieds 10 pouces. Il venait d'être soumis à un traitement médical pendant 10 semaines, et était devenu de plus en plus pâle et émacié. Depuis plus de 3 mois, il souffrait d'ulcérations de la gorge qui avait l'aspect suivant : sur les amygdales et le pharynx, quelques ulcérations à surface recouverte d'un enduit blanchâtre; la muqueuse environnante est noire, livide et gonflée; pouls à 120, petit et serré; soif intense; insomnie, langue sèche et rouge; difficulté à avaler, comme conséquence de l'état de la gorge.

Je considérai ce malade comme atteint d'ulcères syphilitiques de la gorge, malgré ses dénégations énergiques. Je commençai le traitement avec l'iodure de potassium et les pilules mercurielles, mais au bout de 3 ou 4 jours, voyant que les ulcérations s'étendaient, je pris de plus amples informations, et j'appris que ce malade avait été employé quelque temps, comme ouvrier cristalliseur, à la fabrique de bichromate de potasse de Dentish à Collyhurst. Il me dit alors que les ouvriers étaient plus ou moins sujets à ces ulcérations. Son père, exerçant la même profession que lui, était mort quelques mois auparavant, à l'âge de cinquante ans avec des ulcérations de la gorge, et lui-même avant d'avoir commencé ce métier, n'avait jamais été malade.

8 Août. — N'obtenant aucun effet avec le traitement précédent, je désirai soumettre le malade à un traitement mercuriel. Je lui fis prendre 1/16 de grain (0 gr, 0033) de bichlorure de mercure toutes les quatre heures et lui ordonnai en outre des irrigations pharyngiennes avec une solution composée de 2 grains (0 gr, 106) dans 15 grammes d'eau. Ce traitement fut ordonné dans un double but : 1° pour former un composé insoluble et partant inoffensif de chromate d'argent, car je pensais que les ulcérations étaient dues simplement à du bichromate de potasse retenu mécaniquement dans la gorge; 2° étant données les remarquables propriétés antiseptiques du bichlorure de mercure, je pouvais combattre la destruction des tissus de la gorge par ces ulcérations dues probablement à l'action corrosive du bichromate de potasse. Ce traitement, je suis heureux de le constater, eut un remarquable succès, comme le prouvent les notes suivantes :

10 Août. — Pouls 110, faible. Langue légèrement humide; grande anxiété et sensation de suffocation. Même traitement. La gorge est nettoyée deux fois dans la journée. Comme nourriture, bouillon de bœuf.

12 Août. — La gorge n'est pas aussi douloureuse, la dyspnée s'est améliorée; pouls et langue dans le même état que

l'avant-veille : Le sommeil est meilleur, même traitement. Bouillon, deux verres de vin de Porto dans la journée.

14 Août. — La gorge va décidément mieux; son gonflement est moindre; les ulcérations sont finement granuleuses; les gencives sont un peu atteintes; pouls à 100; sommeil bon; même traitement etc...

16. — La gorge et l'état général continuent à s'améliorer; gencives douloureuses; les dents sont un peu ébranlées; l'aspect livide de la gorge semble avoir en grande partie disparu. Le remède ne sera pris que trois fois par jour; la gorge ne sera touchée qu'une seule fois. Une côtelette de mouton est ajoutée au vin etc...

20. — Les ulcérations sont complètement guéries; la gorge est maintenant un peu plus rouge qu'à l'état normal : pouls 80; bonne nuit, excellent appétit : le malade se déclare très-bien. La préparation mercurielle ne sera prise qu'une fois; on cesse les attouchements.

10 Septembre. — Tout va bien, excepté un peu de rougeur de la gorge et de raucité de la voix; le malade se sent très fort et il peut faire facilement cinq ou six milles.

Réflexions. — Depuis ce cas, j'en ai eu plusieurs autres semblables à soigner, bien qu'ils ne fussent point aussi graves; par le traitement que j'ai décrit plus haut, j'ai obtenu dans chacun d'eux des effets complets et rapides.

Observation II.

(D. Jaillard : *Toxicologie du bichromate de potasse* 1861.)

Baër de Philadelphie a observé le cas suivant : Un ouvrier âgé de trente-cinq ans, voulant soutirer d'une cuve une solution de bichromate de potasse, au moyen d'un siphon, aspira un peu de la solution par la bouche en voulant l'amorcer.

D'abord il crut qu'il avait tout craché ; mais à peine s'était-il écoulé quelques minutes qu'il éprouva une grande chaleur à la gorge et dans l'estomac et un violent vomissement de mucus et de sang qui ne cessa que quelques instants avant sa mort, qui survint environ cinq heures après l'accident.

Le corps de cet individu présenta, à l'ouverture, les altérations suivantes : la muqueuse de l'estomac, du duodénum et environ un cinquième de celle du jéjunun étaient détruites par parties, et on enlevait facilement avec le manche du scalpel le peu qui restait. La partie inférieure du tube intestinal était saine.

2° Accidents observés dans le traitement antisyphilitique par le bichromate de potasse

Observation III.

(Dr JAILLARD : Loc cit.)

Le nommé Jean-Baptiste Dallac, âgé de trente ans, cordonnier, présente le 7 Janvier des papules muqueuses à la marge de l'anus, une roséole confluente du tronc et une céphalée nocturne. Cinq mois auparavant, il avait eu un chancre induré à l'impasse du prépuce. Du reste, sa santé parait parfaite ; les organes digestifs sont sains et fonctionnent normalement. Soumis dès cette époque jusqu'au 27 du même mois, au traitement par le bichromate de potasse donné à la dose de 0, 01 centig. à 0, 05 centig. d'une manière progressive, il nous dit avoir éprouvé, dès les trois premiers jours du traitement, de l'anorexie, des nausées sans vomissement, des coliques médiocrement violentes et un peu de diarrhée. Ces symptômes s'étant dissipés peu à peu, il reprit son traitement le 1er Février, époque à laquelle on lui prescrivit 0,06 centig. de sel de chrome. Ici se manifestèrent de nouveaux symptômes qui nous remplirent de crainte pour les jours du malade au moment de leur apparition. Celui-ci ayant avalé une dose double de celle qu'on lui avait prescrite éprouve aussitôt des vomiturations nombreuses, accompagnées de vomissements. Son intelligence est intacte, le facies exprime l'inquiétude, la surface du corps est généralement froide ; les extrémités sont surtout les points abandonnés par la chaleur ; la figure est pâle sans cyanose ; le malade éprouve des crampes subites et passagères dans les membres inférieurs et à la partie cervicale postérieure ; le pouls est à peine perceptible, filiforme, très lent ; un peu de gêne dans la respiration. Le soir, les phénomènes précédents sont réduits à leur plus simple expression, après une médication énergique et stimulante.

3° Empoisonnement accidentel ou Suicide suivi de guérison

Observation IV

(Bishop. — *Guy's Hospital Reports* 1850, p. 214.)

Le 11 octobre 1847, M. Bishop fut appelé en toute hâte, vers huit heures du matin, pour examiner le fils de M. C. B., teinturier, qui venait, disait-on, d'avaler du poison dans l'intention de se suicider.

Une demi-heure après avoir avalé le poison, ce jeune homme présentait les symptômes suivants : face excessivement pâle, cadavéreuse, couverte d'une sueur froide ; pupilles dilatées et fixes ; pouls très faible ; vomissements intermittents accompagnés d'une violente douleur épigastrique.

M. Bishop se renseigna auprès du père du jeune homme sur les caractères du poison. Il apprit que les vomissements étaient apparus presque immédiatement après l'ingestion de la substance toxique ; qu'au début ils se composaient des aliments du repas du matin (que le malade venait de prendre) mêlés au poison. Mais bientôt après, il ne rendait plus qu'un liquide glaireux de couleur rosée.

Un demi-drachme (1 gr. 91) de sulfate de zinc fut immédiatement administré avec un peu de lait chaud qui se trouvait sous la main. Il fut aussitôt rejeté, teint en rose et ayant une odeur très acide. On donna de l'huile d'olive et du blanc d'œuf, et on fit faire de copieuses libations d'eau chaude. Toutes les matières rejetées étaient colorées, même après l'administration de la magnésie. On se servit alors de la pompe stomacale, jnsqu'à ce ce que les liquides de l'estomac ne fussent plus colorés.

Le malade accusait à ce moment une sensation de brûlure au creux de l'estomac, de la sécheresse et de la chaleur de la gorge, accompagnées d'une soif intense ; des vomissements et des efforts reparaissaient encore par intervalles. On permit au malade de boire de l'eau coupée avec du lait. Au bout de deux heures et demie, les vomissements cessaient et le malade commençait à reprendre son état naturel. La température de la peau s'était relevée, et à l'exception d'une légère douleur épigastrique et de la sécheresse de la gorge, le malade paraissait relativement bien. Pouls à 100 et assez fort ; pupilles impressionnées par la lumière. Le malade est calme, et il peut donner des détails minutieux sur les événements du matin.

8 heures du soir. — 12 heures après l'ingestion du poison, on observe une violente inflammation gastro-intestinale, accompagnée de crampes douloureuses dans différentes parties du corps, mais surtout dans la moëlle et à la partie interne des cuisses. La peau est chaude et sèche, les pommettes rouges, le facies anxieux ; céphalalgie, pouls à 120, dur et plein, respiration rapide. Epigastre et abdomen très douloureux, ne pouvant supporter la moindre pression. Continuels efforts de vomissements. Le malade est saigné ; entre autres remèdes, on lui administre du calomel et de l'opium.

12 Octobre, 6 heures du matin. — Les vomissements ont cessé ; le malade ne parait pas si inquiet ; la douleur a dimi-

nué ; la peau est sèche et chaude ; la langue sèche et recouverte d'un enduit brun foncé ; pouls à 100 plein et saccadé ; la douleur est encore très-augmentée par la pression sur tout l'abdomen. Le malade se plaint de ressentir dans la gorge un goût amer de chromate. La respiration est calme ; pas de selles, les crampes ont diminué. Des sangsues sont appliquées sur le ventre.

Midi. — Les symptômes s'apaisent.

8 heures du soir. — Le malade continue à aller bien. Il a eu une selle.

14 Octobre, 4 heures du matin. — M. Bishop est appelé pour voir le malade qu'on lui dit être mourant. Il le trouve dans un état très-grave ; la peau froide et visqueuse, la face pâle, les yeux enfoncés, les pieds et les mains froids, le pouls à peine perceptible, le ventre ballonné et tendu. Deux heures auparavant, le malade avait été pris d'une violente diarrhée qui depuis est presque incessante. Les évacuations intestinales ont lieu involontairement dans le lit et se composent de mucus et de sang.

M. Bishop ordonne de placer des cruches d'eau chaude aux pieds, aux mains et aux cuisses, et administre de l'eau-de-vie dans de l'eau chaude. Deux heures après, le pouls se relève et la diarrhée se calme. On donne alors un lavement amidonné avec de la teinture d'opium.

Midi. — Le lavement a été gardé deux heures ; il a ramené un peu de matières féculentes teintées de sang; pouls 120, soif vive ; la face n'est pas si pâle que le matin, le ventre est tendu et ballonné ; élancements fréquents dans les muscles des jambes ; un suppositoire opiacé est introduit dans l'anus et un cataplasme de son chaud est appliqué sur l'abdomen.

8 heures du soir. — Le ténesme et les selles ont à peu près cessé ; la peau est chaude, le pouls à 100 plus ferme ; soif excessive ; l'abdomen n'est pas distendu, mais il est douloureux à la pression.

15 Octobre. — La diarrhée a de nouveau reparu, mais elle est moins abondante qu'auparavant ; les selles renferment des

matières féculentes ; le ténesme n'est pas pénible ; la peau est fraiche, la soif a disparu ; l'abdomen est très sensible au niveau de l'S iliaque ; sa distension est modérée.

16 Octobre. — Les symptômes se sont amendés, la douleur a disparu, il y a eu une selle composée de matières naturelles.

14 Décembre. — La convalescence a été très-lente à cause de la persistance des ulcérations intestinales qu'on a eu beaucoup de difficulté à faire disparaître au moyen du nitrate d'argent et de l'opium, et de vésicatoires répétés sur l'abdomen. Il y a eu pendant cette période un amaigrissement extrême et une grave dyspepsie.

14 février 1848. — Il n'y a plus de douleur à l'épigastre, l'appétit et la digestion sont bons, constipation habituelle. On ordonne le changement d'air et un exercice régulier.

RÉFLEXIONS DE M. BISHOP : — Les cas d'empoisonnement par cette substance qui est maintenant d'un emploi commun dans l'industrie, sont rares. L'antidote n'est indiqué dans aucun ouvrage de toxicologie. Le premier objet qu'on doit se proposer est évidemment de faire rejeter le poison ; le second, c'est de décomposer ce qui n'a pu être rejeté. Dans le premier cas, on emploiera les émétiques et la pompe stomacale. Je serais porté à me fier surtout à ce dernier moyen. Pour réaliser la seconde indication, peut-être emploirera-t-on avec succès les sels alcalins. Cependant, je craindrais un peu l'action du chromate de chaux.

Autant que je puis l'affirmer, ce jeune homme avait avalé deux onces de bichromate de potasse ; il en avait pris environ une poignée dans un bocal, et il l'avait fait dissoudre dans de l'eau chaude. Il était si pressé d'en finir que, pendant la dissolution des cristaux, il en mâchait quelques-uns. Les vomissements apparurent cinq minutes après l'ingestion de la substance toxique.

Etant donnée la violence des symptômes, il est probable qu'une beaucoup moins grande quantité eût amené la mort, mais il faut remarquer que le déjeuner fut pris juste à ce moment : il se composait d'une grande assiette de potage avec lequel le poison s'est mêlé et a été expulsé. Si une telle quantité de substance toxique avait été mise au contact des parois d'un estomac vide, je pense sans le moindre doute que la mort serait arrivée par le choc du système nerveux, avant que les symptômes inflammatoires eussent eu le temps d'apparaître.

REMARQUES DE TAYLOR. — J'ajouterai seulement à ces réflexions que, selon moi, le malade doit d'avoir recouvré la santé au traitement très-actif et très-judicieux institué par M. Bishop. Il est bon de remarquer que, dans ce cas, le traitement a duré du 11 octobre 1847 au 14 février 1848, c'est-à-dire pendant quatre mois. Dans ce long espace de temps, les symptômes alarmants ont été dus, sans aucun doute, à l'action locale du poison sur la muqueuse de l'estomac et de l'intestin.

En outre, dans les deux seuls cas d'empoisonnement par le bichromate de potasse qu'il m'a été donné d'observer, l'un amena la mort en douze heures et l'autre en cinq heures. Dans le premier, il n'y avait eu ni vomissements, ni diarrhée ; dans le second quelques vomissements. Les matières vomies, comme dans le cas de M. Bishop, consistaient en un mélange de mucus et de sang. Le cas exposé ici et qui est publié pour la première fois, est, je crois, la seule observation qu'on ait rapportée jusqu'à ce jour sur les effets chroniques de ce poison. Il prouve clairement que, dans les empoisonnements par les acides minéraux forts, le praticien aura de formidables accidents consécutifs à combattre ; par conséquent il sera réservé dans son pronostic.

Quant au traitement de la période aiguë de l'empoisonnement, on favorisera l'expulsion du sel hors du tube digestif par les émétiques ou par un large emploi de la pompe stomacale: ce sont là les principaux moyens. Un mélange de carbonate de magnésie ou de chaux dans de la tisane de graine de lin, pourra être employé avec succès. La cassonnade dissoute dans de l'eau à 50° tend à décomposer l'acide chromique et à le réduire à l'état beaucoup plus inoffensif d'oxyde de chrome. Les antidotes chimiques donnent parfois quelques résultats, pourvu qu'ils soient administrés peu de minutes après l'ingestion du poison.

Observation V

(Jaillard. *Toxicologie du bichromate de potasse*)

Le docteur Düsterberg, de Lippstadt, rapporte qu'un jeune apprenti, ayant placé une tartine de beurre dans un endroit où peu auparavant on avait déposé un sac de bichromate de potasse, fut atteint, immédiatement après l'avoir mangée, de fortes douleurs d'estomac, de vomissements et de coliques. Tout ce qu'on lui administrait pour le calmer était aussitôt rejeté. Le ventre se ballonna, devint sensible à la moindre pression ; les évacuations alvines, qui étaient sanguinolentes, ne

3

se produisaient qu'avec des douleurs extrêmes. Enfin, ce ne fut que par une médication longue et énergique qu'on parvint à faire disparaître les symptômes alarmants produits par cet empoisonnement.

OBSERVATION VI

(H. C. ANDREWS. Juillet 1869, in TAYLOR)

Un homme âgé de 37 ans, avait avalé, dans le but de se détruire, deux onces (61 gr. 18) de bichromate de potasse en solution. Deux heures après environ, le docteur Andrews le vit ; il présentait l'aspect d'un moribond. Il avait souffert surtout de fortes crampes ; les pupilles étaient dilatées, le pouls à peine perceptible, il y avait eu des vomissements et des selles de couleur verdâtre. On se servit de la pompe stomacale et on lui administra de l'huile d'olive et des diluants. Neuf heures après, les symptômes menaçants avaient disparu et le malade ne se plaignait que de fortes crampes dans les épaules et les jambes. Il n'y avait ni irritation gastrique ni sensibilité de l'abdomen. On cessa le traitement au bout d'une semaine.

OBSERVATION VII

(L. LEWIS. *British medical journal*, 27 mars 1875.)

Un photographe habitant près de chez moi, but récemment une certaine quantité d'une forte solution de bichromate de potasse, ayant confondu la cruche qui la contenait avec une autre où il y avait de l'ale. Je le trouvai très abattu avec des sueurs profuses et se plaignant de douleurs abdominales intenses. Il avait eu aussi un peu de diarrhée, constituée par des selles d'une couleur jaune verdâtre. Les pupilles étaient dilatées, le pouls très faible et tremblotant. Je lui administrai à trois ou quatre reprises du sulfate de zinc dissous dans de l'eau jusqu'à ce qu'il se produisît des vomissements et une purgation active. Puis je lui fis prendre de l'huile d'olive. Il resta très faible pendant quelque temps et son estomac ne pouvait supporter que les aliments les plus légers.

Observation VIII

(Docteur Johnson. *Medical times and gazette*, 20 octobre 1877.)

Dans la soirée du samedi, après avoir terminé son travail, le nommé A. B., en rentrant chez lui, eut l'idée de prendre une médecine renfermée dans une bouteille qui se trouvait parmi d'autres et qui contenait une solution de bichromate de potasse dont il se servait comme ébéniste. Il avala environ un verre de ce liquide, renfermant, comme je m'en suis assuré par l'analyse, 2 gr. 50 de ce sel. Il ressentit une brûlure et une grande sécheresse accompagnées de douleur au niveau de l'estomac.

Immédiatement il s'aperçut qu'il s'était trompé. Aussitôt il accourut chez moi (environ deux minutes de marche). J'étais absent. Il retourna chez lui et avala trois œufs comme antidote. Après cela, il revint. J'étais encore absent ; mais une demi-heure après je rentrai et fus le visiter. Je le trouvai faisant de violents efforts de vomissement accompagnés de quelques vomituritions, et se plaignant d'une vive douleur à l'épigastre. La peau était couverte de sueurs profuses, le pouls très rapide, environ 120. Comme c'était un homme vigoureux, il ne montrait pas beaucoup de défaillance. Je lui administrai immédiatement de la moutarde en émétique (une cuillerée de moutarde en poudre dans un litre d'eau chaude).

Ce remède, accompagné d'une abondante ingestion d'eau chaude, le fit vomir facilement. Je retirai de la cuvette un morceau de membrane muqueuse, de 4 centimètres 1/2 de surface, appartenant à la muqueuse stomacale. Il y avait environ six à douze lambeaux semblables, au milieu d'un liquide muqueux renfermant quelques gouttes de sang.

Le malade commença à ressentir de la douleur et de la constriction au niveau de l'intestin. J'appliquai un large révulsif de six à huit pouces de chaque côté du ventre et lui administrai un lavement de trois ou quatre pintes d'eau chaude qui fut rendu avec une demi-pinte de matières consistant en débris de la muqueuse gastro-intestinale.

Je lui fis alors une injection sous-cutanée de 0,018 mill. d'acétate de morphine et le visitai une ou deux fois dans la nuit ; le lendemain je le trouvai souffrant moins, ayant des vomissements moins pénibles, et moins de coliques. J'ordonnai un peu de glace à sucer et laissai des instructions pour lui faire prendre de l'eau chaude de temps en temps afin de prévenir l'action nocive du suc gastrique sur un estomac vide.

Il n'est pas nécessaire de décrire les détails de la guérison qui (excepté une légère menace de paralysie généralisée vers le troisième jour et qui disparut aussitôt) marcha sans encombre et ne réclama d'autre traitement que l'usage d'aliments liquides et l'abstinence de boissons alcooliques. Actuellement, au bout de cinq semaines, l'estomac est revenu à son état naturel, et les digestions sont aussi bonnes qu'avant. En résumé, ce malade semble n'avoir pas souffert de cet accident qui aurait pu, sans les prompts secours apportés, amener une issue fatale.

Observation IX

(Walker. *The Lancet* 27 septembre 1879.)

Un allemand, Carl K... souffrait d'une urticaire, et il eut l'idée de prendre du bicarbonate de potasse comme remède. Il alla chez un pharmacien et lui demanda une once de cette substance. A cause de sa prononciation, le pharmacien crut entendre qu'il lui demandait du bichromate de potasse, et en conséquence délivra la quantité demandée. De retour chez lui,

Carl K. se mit en devoir de prendre environ trois grammes de ce qu'il croyait être son remède, dissous dans un demi-verre d'eau. Cinq minutes après avoir avalé ce breuvage il fut pris de violentes douleurs accompagnées de selles, revenant toutes les dix minutes. Au bout d'une heure il fut pris de défaillance, se refroidit et se mit devant le feu.

A deux heures de l'après-midi, juste deux heures après l'ingestion du poison, je le vis pâle, anxieux, le pouls faible et irrégulier ; la surface du corps froide et visqueuse. Bientôt après, il eut une selle très liquide composée surtout de sérosité. Je le fis coucher avec des cruches d'eau chaude aux pieds et aux jambes ; il continua de vomir. Les vomissements se composaient de l'eau qu'on avait administré pour laver l'estomac. Le malade se plaignait de crampes dans l'abdomen et les jambes, ainsi que de coliques douloureuses. La peau est toujours froide et visqueuse ; les doigts et les mains sont cyanosés. A cause des douleurs qu'il éprouvait, on administra de petites doses de teinture d'opium que l'estomac toléra. Cela m'encouragea à donner au malade quelque nourriture consistant en du lait et des œufs ; mais ils furent rejetés un quart d'heure après. Les selles devinrent moins douloureuses et ne reparurent qu'à de longs intervalles. La peau se réchauffa et le malade allait si bien que les aliments furent conservés. Le pouls était à 120 et le malade se trouvait bien.

Pendant la nuit, il dormit par intervalles, et eut deux selles composées surtout de lait non digéré qu'on avait ordonné comme boisson. Le lendemain, il eut sept évacuations intestinales de couleur verdâtre, mais plus consistantes. Le pouls redevint normal, et le malade pouvait prendre une assez grande quantité de nourriture. A la fin du deuxième jour, il était convalescent, et il semblait n'avoir pas souffert de ce remède intempestif.

4° Avortement (?) suivi de mort

OBSERVATION X.

(SCHRADER, HORN'S *Virteljahrsschrift*,, 1866, p. 113).
Empoisonnement par le bichromate de potasse donné dans le but de provoquer l'avortement.

Le 1er septembre 18.. la nommée Dorothée, âgée de 24 ans, fille du pêcheur B. de la ville de D., mourut après 24 heures environ de maladie, au milieu de vomissements incoercibles et inexplicables. A la suite de ces circonstances, les parents qui ne parlaient que très imparfaitement la langue allemande, donnèrent les détails suivants, très incomplets, du reste :

Depuis qu'elle a quitté l'école, Dorothée a toujours demeuré chez ses parents où elle remplissait les fonctions de domestique. Très docile et très laborieuse, on n'avait jamais eu à se plaindre d'elle. Elle n'avait fait aucune maladie. Vers le milieu de juillet environ, elle se plaignit d'une douleur occupant la moitié de la tête et d'une sensation de froid. Elle resta dans cet état environ trois semaines. Pendant tout ce temps, elle se tenait au lit, ou étendue sur l'herbe, alléguant pour raison une grande fatigue et le malaise que nous avons décrit plus haut. Le 31 août, au milieu de la journée, elle se plaignit vivement de nausées et de céphalalgie. Elle ne put prendre le repas de midi, et resta couchée, accusant une augmentation de la douleur. Bientôt apparurent des vomissements et de la diarrhée. Cet état dura avec une violence inouïe et ininterrompue, plusieurs jours de suite. Elle se plaignait d'une soif ardente, mais n'accusait aucune douleur abdominale. Vers le matin, les vomissements et la diarrhée diminuèrent un peu. La malade éprouvait alors des crampes dans les jambes. Pour les faire disparaître, son père, sur sa demande, lui tira fortement les jambes jusqu'à ce que la crampe disparût. Cette amélioration de l'état général dura tout le reste de la nuit, et la malade ne réveilla pas ses parents.

Le matin du 1er septembre, elle se leva, changea de chemise et dit à son père : Lorsque j'aurai déjeuné et bu du lait (que sa mère avait apporté) il faudra vous éloigner pour que je puisse reposer tranquille, car j'ai peu dormi la nuit. Elle se coucha alors dans le lit de son père et but quatre grandes tasses de lait. Pendant ce temps, le père avait quitté la chambre, et lorsqu'il revint, il trouva sa fille parlant d'une manière incohérente et désordonnée. Il sortit pour aller chercher les secours de la religion. Mais à son retour, la malade avait complètement perdu connaissance, et mourut une demi-heure plus tard, environ.

Immédiatement après, le bruit se répandit que la défunte, avant sa maladie, avait reçu d'un fonctionnaire de l'endroit. David K., un remède, et qu'elle l'avait pris. C'est après l'ingestion de ce remède que la malade était morte. Le corps fut enterré provisoirement jusqu'à ce que l'autopsie fut ordonnée par l'autorité compétente.

AUTOPSIE. — Celle-ci eut lieu le 9 septembre, et donna les résultats suivants :

Examen extérieur. — Le corps est bien développé, les muscles sont fermes ; en certains endroits il y a du sable et des vers.

Pas de rigidité cadavérique.

Aux extrémités, couleur cadavérique naturelle, mais l'abdomen et le dos sont teints en vert par putréfaction. Dans les autres parties il y a aussi des taches cadavériques.

Les cavités naturelles sont remplies de sable. La langue fait saillie entre les dents qui sont intactes.

L'œil droit est complètement couvert de sang.

La nuque et les parties sexuelles sont normales.

Examen intérieur. Abdomen. — Les organes abdominaux sont à leur place naturelle. On trouve dans le péritoine un épanchement de un quart de litre environ de sérosité sanguinolente.

Cette autopsie ayant pour but de découvrir un empoisonnement, on lie l'œsophage aux deux bouts par une double ligature, et l'on coupe entre les ligatures. De même on jette deux ligatures sur l'intestin grêle et l'on enlève le segment intermédiaire aux ligatures. On enlève ainsi l'estomac et une portion de l'intestin grêle qu'on examine immédiatement.

L'estomac distendu par l'air contient environ un demi-litre d'une sérosité blanchâtre, trouble, épaisse, avec réaction remarquablement acide. On y rencontre une grande quantité de corps de grandeur et de forme variables, ressemblant à des grains coupés. Ils se laissent difficilement écraser et les experts leur trouvent un aspect rappelant celui de grains de poivre blanc écrasés. En outre, le contenu stomacal présente une foule d'autres petits grains qui ont une grande ressemblance avec des grains d'airelle. L'estomac est pâle et ne présente pas de vaisseaux congestionnés. A sa face postérieure, on remarque de nombreuses taches de la largeur d'un pouce environ dans lesquelles la muqueuse a une couleur cendrée. Les experts ont rencontré trois de ces ilôts. Dans le reste de son étendue, la muqueuse se laisse facilement racler par le couteau.

Le contenu de l'estomac a été recueilli autant que possible dans un flacon que l'on a scellé et qui porte la mention : Contenu de l'estomac de la fille B. Ce flacon sera donné aux personnes du tribunal.

La portion de l'intestin qu'on a enlevée est vide. Sa muqueuse est recouverte d'une membrane légèrement blanchâtre après l'ablation de laquelle elle parait pâle, sans vaisseaux congestionnés. Le contenu est mis dans un flacon bouché et scellé pour examen ultérieur.

Le gros intestin distendu par des gaz est également vide. Le péritoine et l'épiploon sont graisseux. Le foie normal contient une quantité de sang moyenne. La vésicule renferme une quantité médiocre de bile vert pâle. (On conserve également un morceau de foie).

La rate absolument normale contient la quantité de sang habituelle. Des deux reins, le gauche ne présente rien de remarquable, le droit est congestionné. La vessie est vide; sa muqueuse est normale. L'utérus élevé dans la cavité abdominale, contient dans des enveloppes intactes un fœtus du sexe masculin de 5 pouces de long. Les gros troncs vasculaires de l'abdomen ne présentent rien à remarquer dans leur contenu.

L'examen des parties sexuelles, des ovaires, des trompes et du vagin n'offre rien de spécial.

Thorax. — Viscères en place. Poumons normaux, renfermant la quantité de sang ordinaire; les lobes moyens et inférieurs seuls contiennent un peu de sang à leur partie inférieure; ce n'est là qu'une lésion cadavérique.

Le cœur, de volume normal, contient dans son intérieur une quantité médiocre de sang coagulé; les vaisseaux coronaires sont congestionnés. Dans le péricarde, on trouve la quantité de liquide normale; les gros troncs vasculaires de la poitrine n'offrent rien de particulier. L'arbre respiratoire est vide, sa muqueuse brun-rouge. L'œsophage est vide.

Crâne. — Les parties molles du crâne n'offrent rien de spécial et sont intactes. La pie mère est très vascularisée. La putréfaction avancée du cerveau ne permet aucune observation sérieuse. Il en est de même du cervelet et de ses annexes. Les sinus sont vides. La base du crâne est intacte.

Il résulte de l'enquête qui suivit cette affaire que, dans le courant du mois de juillet, David K., amant de Dorothée, alla chez un pharmacien, lui dit que sa maîtresse était enceinte, et lui demanda un remède pouvant provoquer l'avortement. Le pharmacien ne voulut pas lui en délivrer.

Alors, trois semaines avant sa mort, la jeune fille, sans qu'on sache qui a pu lui donner cette indication, alla chez un autre pharmacien et acheta pour un franc environ de bichromate de potasse. Il y en avait 22 gr., ainsi que l'ont établi les experts.

Ce bichromate de potasse a été pris dans une intention abortive, sous forme de cristaux et à l'état de pureté. Il a été impossible d'en trouver aucune trace dans les liquides ou les organes remis aux experts : on a seulement découvert sur la victime un fragment d'une substance qu'on a reconnu être du bichromate de potasse.

Aussi, les experts se fondent-ils uniquement sur les symptômes présentés par la malade, tels que les vomissements, pour admettre que la mort a été causée par le bichromate de potasse.

En conséquence, c'est avec une extrême réserve qu'ils formulent leur opinion de la manière suivante : La fille B. est morte, suivant toute vraisemblance, après l'ingestion de chromate acide de potasse. Et plus loin : La mort de Dorothée B. est due probablement à un empoisonnement, mais il est impossible, vu le manque de faits chimiques positifs, de l'affirmer avec une certitude absolue.

L'enquête ouverte à ce sujet dut être abandonnée sans condamnation.

Nous avons tenu à reproduire dans tous ses détails essentiels cette observation médico-légale donnée positivement par l'auteur comme un fait d'empoisonnement chromique commis dans un but abortif et cité depuis comme tel dans presque tous les ouvrages spéciaux. Il est pourtant facile de voir que rien n'y démontre scientifiquement l'ingestion du bichromate de potasse acheté par la victime.

La réserve des experts chimistes est absolue et certains détails symptomatologiques et anatomo-pathologiques sont même peu en rapport avec une pareille interprétation.

Comment expliquer pendant la vie l'absence de douleurs dans l'épigastre et le reste de l'abdomen, si constantes dans les autres cas ?

Comment se fait-il qu'on n'ait noté ni avant ni après la mort une coloration suspecte du contenu du tube digestif ? L'examen nécroscopique de l'estomac ne nous fournit rien qui ressemble a ce qu'on note habituellement après l'ingestion d'un sel aussi irritant que le bichromate de potasse.

Enfin, que peut-on conclure de la description obscure des corpuscules de couleur indécise trouvés dans l'estomac ? Si nous avons cru devoir reproduire ce fait au milieu de nos observations, ce n'a été que dans un intérêt purement historique et pour en faire ressortir la valeur négative dont nous croyons qu'on peut rendre l'expertise chimique en grande partie responsable.

5° Empoisonnement accidentel ou suicide suivi de mort.

Observation XI

(Wilson. — *Medical Gazette*, vol. 33, 1844.)

Un homme de 64 ans fut trouvé mort dans son lit, douze heures après s'être couché. On l'avait entendu ronfler fortement pendant la nuit, mais on ne s'en était pas préoccupé. Quand on le découvrit, il était étendu sur le côté gauche, les membres inférieurs légèrement fléchis sur le tronc, le facies pâle et tranquille, les yeux et la bouche fermés, la pupille dilatée : il n'y a d'écoulement par aucun des orifices du corps. Pas de traces de vomissements ni de selles ; pas de taches sur les mains ni sur les draps du lit. Sa peau est modérément chaude. Une drogue ayant l'apparence d'une poudre noirâtre fut trouvée dans la poche de cet homme.

AUTOPSIE. — Le cerveau et les méninges sont sains et naturels. En aucun endroit, il n'y a de congestion ni d'épanchement. Les viscères thoraciques sont également sains ainsi que ceux de l'abdomen, à l'exception du foie qui renferme quelques hydatides. On trouve dans l'estomac une pinte d'un liquide trouble ressemblant à de l'encre. La muqueuse est rouge et fortement congestionnée, surtout à l'union du cardia et de la grande courbure. On attribue cette lésion aux habitudes d'intempérance reconnues du décédé. En l'absence de toute cause évidente de mort, on soupçonna un empoisonnement, et en analysant le contenu stomacal, on trouva qu'il renfermait du bichromate de potasse. La poudre colorée trouvée dans la poche de cet homme consistait en un mélange de ce sel avec de la crême de tartre et du sable. Il est à remarquer qu'on ne trouva aucune trace de vomissements ni de selles. Le bichromate de potasse paraît avoir agi dans ce cas, moins par ses propriétés irritantes que par des effets indirects sur le système nerveux. Ceci d'ailleurs n'est nullement une circonstance extraordinaire et se voit aussi bien avec des irritants beaucoup plus puissants que le bichromate de potasse.

OBSERVATIONS XII ET XIII

(MASCHKA. — *Bulletin trimestriel de médecine légale* 1874.)

Von Listow de Ratzburg, a publié deux observations d'empoisonnement suivi de mort chez des enfants, au moyen du chromate de plomb ou jaune de chrome. Voici le détail de ces deux observations :

Entre 9 et 11 heures du matin, deux enfants, Rodolphe, âgé de trois ans et demi et Carl, âgé de vingt-un mois, tombèrent malades. Ils avaient mangé une certaine quantité de bonbons qui avaient servi à l'ornement d'un gâteau en forme de ruche, dont ils représentaient les abeilles. (Il y avait 7 de ces abeilles et ils en avaient mangé 6). Au milieu de la nuit, entre deux et trois heures, ils furent pris de vomissements violents accompagnés d'une grande prostration des forces. Les matières vomies étaient jaunâtres, mais malheureusement elles n'ont pas été conservées. Les vomissements durèrent jusqu'à 11 heures du matin, après quoi ils devinrent de plus en plus rares. Le matin, lorsque le médecin les vit, les enfants avaient un visage très coloré, rouge ; ils se plaignaient surtout de la soif, étaient agités, mais n'avaient ni diarrhée ni douleur. Il fut reconnu que les abeilles étaient composées de gomme adragante et de chromate de plomb. Le matin suivant, ils présentaient le même visage rouge et brûlant ; ils avaient perdu connaissance et cessé de se plaindre. Le plus jeune eut un peu de diarrhée, au milieu de la journée quelques convulsions pendant lesquelles le visage devenait livide. Au matin suivant, ces convulsions devinrent plus fréquentes. Il mourut le lendemain à 9 heures du matin (quatre jours après l'empoisonnement).

Le plus âgé avait conservé la même couleur rouge ardent du visage ; il était dans un état d'indifférence presque comateuse. La peau de la poitrine et de l'abdomen était érythémateuse. Le matin, température axillaire 39° C. Le jour suivant, pouls irrégulier, phénomène de Cheyne-Stokes. T. A. 39°, 6, le matin.

Le matin suivant, fétidité de l'haleine, érythème persistant, coma, déglutition difficile, T. A. 39° 2. Le jour suivant, collapsus, haleine fétide, déglutition impossible, le *sensorium* est profondément touché. Mort vers 11 heures du matin, cinq jours environ après l'empoisonnement.

Autopsies

I. *Autopsie du plus jeune enfant, vingt-neuf heures après la mort.*

Les chairs sont bien conservées, pas de rigidité cadavérique. La peau du visage, des lèvres, de la partie antérieure du corps est blafarde. L'intestin est uniformément pâle, en dehors des points de sa surface couverts de vaisseaux très injectés. Le foie est exsangue et présente des taches irrégulières également pâles, soit à sa surface, soit à la coupe. La vésicule biliaire est pleine.

L'examen microscopique du foie, montre une grande quantité de graisse dans sa substance, particulièrement dans les ilôts pâles que nous avons signalés. (Dégénérescence graisseuse.)

L'estomac contient une quantité modérée d'un liquide jaune verdâtre. La surface externe est pâle. La surface interne présente une turgescence trouble et générale de la muqueuse, surtout dans la portion qui avoisine le cardia, et, en outre, de petits points rouges disposés par groupes. Près du cardia, la coloration de la muqueuse est jaune pâle, et cette teinte ne disparait pas par le raclage. Le duodénum présente une muqueuse pâle, plissée, avec des points sanguinolents par places isolées. Rate grosse ainsi que les reins ; vessie normale ; poumons congestionnés. Le cœur contient du sang liquide et mêlé de caillots. Les vaisseaux sanguins de la cavité cranienne sont complètement gorgés de sang. Les gros vaisseaux sont vides.

II. *Autopsie de l'enfant le plus âgé, 27 heures après la mort.*

Pâleur générale, teinte jaunâtre du visage. Intestin jaune pâle ; estomac blanchâtre ; la surface du foie est d'un brun clair avec des places moins foncées ; même aspect à la coupe. Au microscope, principalement dans les îlots clairs, on voit les cellules hépatiques remplies de gouttelettes graisseuses. La muqueuse de l'estomac présente dans sa grande courbure des plicatures très prononcées. La couleur de la muqueuse est d'un rouge pâle, sale. Vers le pylore elle est d'un rouge brun avec des taches plus foncées. Cette muqueuse est ramollie et se laisse facilement déchirer. Au-dessus d'elle on voit de très nombreux petits points hémorrhagiques disposés par groupes. L'épaississement et le ramollissement de la muqueuse se montrent au plus haut degré dans le grand cul-de-sac de l'estomac. La muqueuse du duodénum est ulcérée, friable et se laisse très facilement détacher. Dans la partie supérieure du duodénum, la muqueuse est fortement injectée. En un point on trouve une ouverture de la grosseur d'une lentille. Dans d'autres, l'intestin est si mince qu'il n'est pas loin de la perforation surtout dans les endroits où manque la muqueuse. La rate est large de 0, 11 cent., friable. Les deux reins fortement congestionnés montrent à la coupe quelques gouttelettes de pus qui parait provenir des calices. La vessie complètement pleine, et sa muqueuse présentent des vaisseaux gorgés de sang.

Poumons d'un rouge pâle. Le cœur offre des vaisseaux gorgés de sang, des caillots nombreux dans les oreillettes, moins nombreux dans les ventricules. Les tuniques de l'œsophage sont fortement injectées en brun rouge. La muqueuse est détachée et purulente dans toute son étendue. Le plus haut degré d'altération s'observe vers le pharynx, et, dans la partie supérieure des voies aériennes la muqueuse, est purulente et détruite en partie. Au-dessous les membranes sont fortement rougies. Dans l'amygdale droite qui est elle-même très rouge, se trouve une cavité purulente. L'amygdale gauche est en partie détruite par un processus gangréneux. Réplétion sanguine très marquée dans la cavité cranienne.

Les foies des deux enfants, les estomacs et leur contenu, le duodénum et les reins du plus jeune, et l'urine du plus âgé, ont été analysés chimiquement, et cependant avec des résultats complètement négatifs. Le chimiste a seulement trouvé des traces de cuivre, ce qui était sans signification. Les abeilles dont nous avons parlé étaient cylindriques et avaient 13 millimètres de long sur 5 de large ; elles étaient composées de 0,27 centigr. de gomme adragante et 0,0042 dixmilligrammes de chromate neutre de plomb.

OBSERVATION XIII bis

Empoisonnement par le chromate de plomb (*Dr Léopold. — Annales d'Hygyène publique et de médecine légale*, 3me série, t. 2, p. 183, 1879.)

Un tisserand avait à travailler du fil teint en jaune, qui répandait, par la manipulation, une abondante poussière de même couleur. Le personnel se composait du tisserand, de sa femme, de leur petit garçon, d'un ouvrier et d'une ouvrière. L'ouvrier tomba malade le premier, à peu près huit jours après le commencement de ce travail, et deux mois et demi plus tard il n'était pas encore tout-à-fait rétabli. La femme fut prise de divers accidents qui se dissipèrent par l'emploi continué du lait chaud. Le tisserand y passa à son tour dans les derniers jours de la troisième semaine et se remit peu à peu. L'ouvrière ne resta pas non plus indemne. Le médecin qui les traitait résume le tableau symptomatologique dans les traits suivants : langue avec enduit jaune, expuitions de la même couleur, perte complète d'appétit, nausées, parfois vomissements, douleur dans la région épigastrique et surtout autour de l'ombilic ; constipation difficile à vaincre, selles jaunes, grande faiblesse. Tous guérirent : mais il n'en fut pas de même du petit enfant. Au commencement de cette histoire il était âgé d'un peu plus de quinze jours ; ses parents le protégeaient en couvrant sa face d'un linge de moyenne épaisseur. Il alla tout-à-fait bien pendant à peu près six semaines ; puis il fut pris de divers accidents, non constatés par le médecin qui ne fut pas appelé, et consistant, au dire des assistants, en pâleur de la face, chaleur du corps, diarrhée jaune, agitation, cris fréquents, lèvres sèches, à la fin, difficulté de la déglutition. La mort survint au bout de sept à huit jours de maladie. L'autopsie fit voir un ramollissement gélatineux de la moitié gauche de l'estomac, avec une perforation de la grandeur d'un gros pois dans le fond du cardia, de l'hyperhémie des reins, et d'autres altérations de peu d'importance. La putréfaction avancée du cerveau n'a pas permis d'y rien reconnaitre de positif.

Les résultats de cette autopsie concordent exactement avec ceux fournis dans deux cas d'empoisonnement de deux enfants par des bonbons colorés par le chromate de plomb et publiés par le Dr de Linstow (voir plus haut).

Le malade de M. Lancereaux ne présentait que des symptômes de colique saturnine.

Ces exemples justifient la proscription des enveloppes jaunes des jambons de Cincinnati (1), des paquets de chicorée, des étoffes et de leur emploi pour les pastillages, c'est-à-dire des ornements en pâte sucrée destinés à embellir les gâteaux, mais qui ne sont pas destinés à être mangés.

Nous pouvons, à ce sujet, rappeler une note de Galippe, qui cite un patissier du département de l'Oise qui fut poursuivi pour avoir employé le chromate de plomb comme substance colorante destinée à remplacer les jaunes d'œuf. Il en avait introduit 69 millig. par 100 gr. de pâte. (Voir communication à l'*Académie de Médecine*, t. 3, p. 179, 1880).

Observation XIV

(Maschka 1877. Loc. cit.)

On trouva sur une route une femme de 25 ans. Elle vomissait fréquemment et se plaignait de violentes douleurs abdominales. Admise à l'hôpital, elle continua à vomir aussi fréquemment, et eut des déjections sanguinolentes, en même temps que de vives douleurs à l'abdomen, augmentées par la pression. Elle raconta qu'elle avait pris pour s'empoisonner un morceau de chromate de potasse gros comme une noisette ; son mari se servait de cette substance comme ébéniste.

(1) *Ann. d'hyg.* deuxième série, t. 56, p. 188.

Six heures après, survint le collapsus, et quatorze heures après, la mort.

AUTOPSIE. — La peau est pâle, la muqueuse de la lèvre inférieure est gonflée, fortement rougie, l'épithélium y est desquamé par places. La dure mère est tendue, d'un bleu foncé ; grande quantité de sang épais et foncé dans les sinus. Les vaisseaux de la pie-mère sont remplis de sang dans leurs plus fines ramifications. La substance cérébrale est ferme et contient beaucoup de sang.

Les muqueuses buccale et digestives sont pâles. Celle des voies aériennes est uniformément rouge pâle ; sang peu épais dans les veines jugulaires. Dans le cœur droit, sang foncé, poisseux. Les poumons sont en collapsus. Dans le lobe supérieur ils sont pâles, anémiques, ratatinés. Le lobe inférieur est rouge foncé, contenant une notable quantité de sang foncé, très épais. La rate est large de 0,20 cent., haute de 0,10. L'estomac est très-distendu, sa surface antérieure est colorée en rouge clair, les vaisseaux coronaires sont très injectés. Dans sa cavité, il y a plus d'un litre de liquide brun chocolat à réaction alcaline. La muqueuse de l'estomac paraît en plusieurs endroits bien limités, notamment dans le voisinage du cardia et du pylore, dans l'étendue d'un thaler, d'un rouge foncé, gonflée avec suffusions sanguines disséminées. L'épithélium est desquamé çà et là. Le reste de la muqueuse présente partout ailleurs ses caractères normaux et sa couleur jaune brun clair. Tout le canal intestinal depuis le duodénum jusqu'à l'S iliaque, est rempli d'un contenu sanguinolent en partie fluide, en partie poisseux. La muqueuse est boursoufflée dans toute son étendue, colorée fortement en rouge, imbibée de sang, montrant en plusieurs endroits des pertes de substance superficielle, à contours irréguliers, de la grosseur d'une lentille ou d'un pois. Au moyen des recherches chimiques on a démontré dans l'estomac la présence du chromate de potasse.

Observations XV et XVI

(Communiquées par M. le professeur Lacassagne)

Empoisonnement accidentel par le bichromate de potasse et l'acide sulfurique.

Le 6 février 1883, vers six heures du matin, les jardiniers du parc de la Tête-d'Or se rendirent au Théâtre-Bellecour pour enlever les fleurs et les arbustes prêtés par la Municipalité pour la décoration de la salle dans un bal de bienfaisance qui avait eu lieu la veille. Ces hommes vidèrent, pour se désaltérer, plusieurs bouteilles à demi pleines qui se trouvaient dans différentes parties du théâtre. En cherchant dans les comptoirs placés sur la scène, les nommés Brochier Auguste, âgé de 28 ans, et Cochard Joseph, âgé de 45 ans, trouvèrent une bouteille sans étiquette, remplie d'un liquide rouge-marron ressemblant tout-à-fait à du vin de malaga. Ils en remplirent une coupe à champagne et, à eux deux l'avalèrent à peu près complètement. Ce n'est qu'après l'ingurgitation qu'ils ressentirent une saveur désagréable qui les empêcha d'en boire davantage.

La bouteille, dont l'étiquette mal collée avait malheureusement été enlevée pendant la nuit, contenait le mélange destiné à alimenter les piles des timbres électriques de la salle. La composition de ce liquide était celle des piles Grenet et autres d'un usage courant :

Bichromate de potasse.	100 gr.
Acide sulfurique	100 gr.
Eau	1000 gr.

Ces hommes, après avoir essayé de travailler quelques instants, se sentirent indisposés ; une demi-heure après, on trouvait Cochard étendu sur la chaussée du quai de l'Hôpital, vomissant abondamment et souffrant horriblement. On le conduisit à l'Hôtel-Dieu où il entra vers les dix heures et demie du matin. Voici les renseignements qui nous sont fournis sur son court séjour à l'hôpital par M. Jean Boyer, interne du service : A son entrée le malade raconte avoir été pris, peu d'instants après l'ingestion du liquide toxique, de douleurs vives au niveau de l'œsophage et de l'estomac, accompagnées de défaillance et bientôt suivies de vomissements. Il est en quelque sorte plié en deux, trouvant dans cette attitude quelque soulagement aux douleurs atroces qu'il éprouve au creux épigastrique et dans tout le reste de l'abdomen. Violents et fréquents efforts de vomissement qui n'aboutissent qu'à l'expulsion d'une petite quantité d'un liquide jaune brunâtre. Facies pâle, crispé, pouls à peine perceptible, irrégulier et fréquent. On ne constate sur les lèvres et dans la cavité buccale aucune trace d'un agent toxique.

Prescription : Potion cordiale à l'acétate d'ammoniaque. Cataplasme sur l'épigastre et l'abdomen.

5 heures du soir. - Après la visite du matin, le malade a eu un moment de répit. Lorsqu'on a essayé de lui faire prendre sa potion, à une heure, les vomissements ont reparu plus fréquents et plus douloureux que le matin. Ils persistent encore. Les matières vomies dans cet intervalle peuvent être évaluées à environ 200 grammes. Elles consistent en un liquide vert-brunâtre foncé. Le malade répond avec peine et refuse absolument de prendre quoi que ce soit. Lorsqu'il fait une tentative de déglutition, il éprouve une cuisson vive et du spasme au niveau du pharynx et de l'œsophage. Il y a une légère réaction. Les extrémités sont un peu réchauffées. Le pouls est toujours imperceptible.

Le cœur présente à l'auscultation des bruits très affaiblis, réguliers et fréquents. Le ventre est rétracté, douloureux à la pression.

Dans la nuit, le malade devient un peu agité, sans excitation véritable. Pas de délire. Il continue à se plaindre de douleurs très vives et d'une sensation de brûlure au niveau de l'œsophage, de l'épigastre et du reste de l'abdomen. Il a des selles très nombreuses, les dernières, involontaires, ayant eu lieu au lit. Les personnes de veille ont remarqué que leur couleur et leur consistance étaient analogues à celles des matières vomies.

Les urines n'ont pu être recueillies. Les mictions, mal observées, ont paru assez rares.

La mort arrive à cinq heures du matin, le malade conservant sa lucidité jusqu'au dernier moment.

Brochier, de son côté, se sentant indisposé vers les neuf heures du matin, se retira en toute hâte et put rentrer chez son logeur, route de Vienne n° 34. Quoique très malade, aucun médecin ne fut appelé, et, par conséquent, on ne put observer les symptômes qu'il présentait. Vers les quatre heures du soir, on le mit dans un fiacre ponr le conduire à l'Hôtel-Dieu; mais à son arrivée dans cet hôpital, il était mort.

Un troisième ouvrier aurait aussi goûté, par erreur, le même liquide toxique, contenu dans la même bouteille, sans en éprouver de suites fâcheuses. Cela tient probablement à ce qu'une ingurgitation moins brusque a pu lui faire reconnaître immédiatement la saveur du liquide.

MM. Lacassagne et H. Coutagne ont procédé, à l'amphithéâtre de l'Hôtel-Dieu, à l'autopsie des deux victimes, dont voici le résultat :

I. — Autopsie de Brochier, le 7 février à une heure de l'après-midi.

Aspect extérieur. — Rigidité cadavérique absolue. Chair de poule aux membres inférieurs, au tronc et au cou. Pas de lividités particulières. Pupilles égales et petites. Rien à noter extérieurement du côté de la bouche ni des dents. Verge petite et bleuâtre. Le canal de l'urètre laisse écouler à la pression un peu de liquide blanchâtre de caractère spermatique et empesant la face interne des cuisses. Coloration bleuâtre des ongles des mains.

Tube digestif. — Langue volumineuse, dure, épaisse. Les dents molaires s'impriment sur ses bords. Sa base présente une teinte légèrement verdâtre. Aspect normal de la voûte palatine et du pharynx, mais tout le long de l'œsophage, la muqueuse a une coloration vert-clair, rappelant la peau de certains lézards, et se fendille facilement par la traction.

L'estomac semble à l'extérieur rempli de substances alimentaires, mais, à son ouverture, on constate qu'il ne contientqu'un liquide brunâtre qu'on peut évaluer à 100 grammes environ, et qu'on recueille avec soin pour le soumettre à l'analyse chimique. Débarrassée de ce liquide, la face interne de l'organe offre des caractères tout-à-fait particuliers. Sur toute son étendue, mais principalement au niveau de la petite courbure, on constate une coloration vert-olive foncé. La muqueuse est composée d'ilôts turgescents ayant l'aspect d'un velours à gros grains peluchés, séparés par de longs tractus longitudinaux au niveau desquels les tissus sont ulcérés et laissent à nu les couches sous-muqueuses qui sont d'un rouge plus ou moins vif.

Intestin. Sa surface extérieure est congestionnée et présente une teinte rouge groseille à peu près uniforme. On en exprime deux verres environ d'un liquide brunâtre se rapprochant par ses caractères du liquide stomacal, et on l'ouvre sur tout son trajet. La muqueuse de l'intestin grêle, fortement congestionnée, laisse voir très nettement une dizaine de plaques de Peyer d'un rouge vineux et très turgescentes. La coloration rouge de l'ensemble de la muqueuse se continue jusque dans le côlon où elle fait place à une teinte brunâtre peu éloignée de celle de l'état normal.

Foie d'un brun foncé, ferme. Sa surface extérieure a un aspect ecchymotique. A la coupe, congestion modérée.

Rate congestionnée.

Voies respiratoires. Pas d'œdème de la glotte. Rougeur modérée de la muqueuse du larynx, de la trachée et des grosses bronches.

Poumons sans adhérences, uniformément congestionnés et d'une teinte brunâtre extérieure généralisée. Une tache de Tardieu de la grosseur d'un petite lentille dans l'espace inter-lobaire du poumon gauche. A la coupe, on constate qu'ils sont remplis par du sang noir.

Le cœur est vide. Epanchement insignifiant dans le péricarde qui présente à la partie supérieure, vers l'orifice aortique et sur son feuillet viscéral, des taches de Tardieu très nettes.

Reins uniformément congestionnés.

La vessie contient une petite quantité d'urine jaunâtre, trouble, sans caractère spécial, qui a été recueillie.

Crâne — Epaississement des méninges, piqueté hémorrhagique remarquablement abondant dans la substance blanche et toutes les parties de l'encéphale.

II. *Autopsie de Cochard, le 8 Février 1883 à 1 heure de l'après midi.*

Aspect extérieur. — Rigidité musculaire complète. Teinte jaunâtre de l'orifice des narines. Muqueuse labiale très-décolorée. Autour de la bouche on constate un liquide jaunâtre provenant des vomissements. Taches spermatiques à la partie antérieure et médiane du scrotum. Teinte bleuâtre des ongles des pieds et des mains.

Tube digestif. — La langue ne présente rien à sa partie antérieure. A sa base, hypertrophie papillaire très-marquée et teinte verdâtre peu caractéristique. L'œsophage ne présente rien de particulier. En deux ou trois points seulement sa muqueuse a une teinte verdâtre mal définie.

Estomac. — Il parait, à l'extérieur, très distendu. Mais cette apparence provient du gonflement des tissus car il ne renferme que quelques centimètres cubes d'un liquide brunâtre. Sa surface interne présente une coloration, un aspect velouté et des érosions tellement semblables à celles de l'autopsie précédente qu'il est inutile d'y insister. Notons en même temps que ces érosions semblent plus généralisées et plus intenses que chez la première victime.

Intestins. — La surface externe des anses intestinales montre en certains points une arborisation très-prononcée sur un fond d'un rouge groseille général. Un peu de sérosité s'est épanchée dans la cavité péritonéale. L'intestin grêle et le gros intestin contiennent 250 gr. environ d'un liquide fécaloïde à teinte verdâtre. A sa surface interne, l'intestin grêle présente dans l'étendue de 2^{m} 50 une teinte rosée qui fait place à une teinte blanche normale pour reparaître plus accusée à 1 mètre au-dessus de la valvule iléo-cœcale. En ce dernier point, et dans l'étendue de 20 cent. l'iléon offre une congestion manifeste, caractérisée par une teinte rouge-vineux uniforme avec pointillé hémorrhagique.

Nulle part nous ne trouvons cet aspect des plaques de Peyer que nous avons noté dans l'autopsie précédente.

Le gros intestin contient une assez grande quantité de matières fécales. Sa partie supérieure ne présente que des signes douteux de congestion. Mais la muqueuse du côlon descendant est boursoufflée et rouge.

Foie. — D'un volume moyen, il n'offre à l'œil nu aucune particularité digne d'être notée.

Rate. — Même remarque.

Reins. — Volume moyen. Se décortiquent facilement, ils ont un aspect violacé uniforme qui ne permet pas de distinguer à l'œil nu les deux substances.

La vessie contient à peu près 0,100 cent. d'urine qui ont été recueillis.

Voies respiratoires. — Pas d'œdème du larynx. Rien de particulier du côté des voies supérieures. Pas d'adhérences pleurales, pas de taches de Tardieu. Le poumon droit présente à l'extérieur une teinte vineuse remarquable surtout aux parties internes des lobes supérieur et inférieur, tandis que les autres points sont plus rosés. Le poumon gauche a une teinte foncée plus uniforme. A la coupe, signes d'une congestion intense excepté dans certains points périphériques où il n'y a que de l'emphysème.

Cœur. — D'un volume médiocre. A sa face postérieure, autour du sillon auriculo-ventriculaire droit, cinq taches de Tardieu de la grosseur d'une tête d'épingle ainsi qu'un pointillé hémorrhagique très-léger à la partie supérieure et antérieure du ventricule gauche. Ses cavités contiennent en abondance des caillots noirs mélangés à une plus petite quantité de sang liquide.

Tête. — Congestion modérée des vaisseaux de la pie-mère. Piqueté hémorrhagique léger dans la substance blanche des hémisphères cérébraux.

Nous renvoyons à plus tard l'examen histologique et l'analyse chimique des différentes parties solides et liquides des organes de ces sujets.

CHAPITRE III

ANATOMIE ET PHYSIOLOGIE PATHOLOGIQUES

ANATOMIE PATHOLOGIQUE

L'examen extérieur du corps ne présente, en général, rien de particulier à ce genre d'empoisonnement, et la plupart des auteurs sont très brefs à ce sujet. Von Listow et Maschka (1) mentionnent la pâleur générale avec teinte jaunâtre du visage, et c'est tout. M. le professeur Lacassagne a noté la chair de poule aux membres inférieurs, au tronc et au cou, une teinte bleuâtre très marquée des ongles, et l'écoulement de sperme formant des taches empesées sur le scrotum et à la partie interne des cuisses. Rien du côté des autres orifices, sauf dans un cas où les narines avaient une légère teinte jaune.

Le tube digestif offre les lésions les plus nombreuses et les plus constantes. Les lèvres et toute la partie anté-

(1) Maschka. *Bulletin trimest. de méd. prat. de Prague.* Vol. 131. p. 37.

rieure de la bouche sont le plus souvent intactes ; il n'y a, d'ailleurs, dans ce fait, rien de spécial au bichromate de potasse, et dans beaucoup d'autres empoisonnements, même par des substances plus énergiques, on observe cette immunité des premières voies digestives. Elle tient à la rapidité avec laquelle la substance toxique est ingérée. Dans un empoisonnement accidentel, par exemple, un individu pris d'une soif intense au milieu de la nuit, avale le premier liquide qu'il trouve à sa portée avec une telle avidité que les lèvres ou la langue sont à peine effleurées. Tel était, sans doute, le cas de ce photographe cité par Lewis.

D'après un article récent de la *France médicale*, M. Ball constate la réalité de ce fait, sans pouvoir l'expliquer. (1) Cependant il est facile de s'en rendre compte : il suffit d'observer la façon dont on boit dans les diverses catégories de la société, et qui est si caractéristique pour chacune d'elles, que l'on pourrait dire : « Dis-moi comment tu bois, je te dirai qui tu es. » Si, le matin, on veut bien s'arrêter auprès d'un *comptoir* quelconque, et regarder comment les ouvriers boivent *la goutte*, on sera frappé de ce fait, que le bras qui tient le verre est à peu près complètement immobile. Au contraire, et à l'inverse de ce qu'on observe dans une autre classe sociale, c'est la bouche qui va à la rencontre du verre, et à peine les lèvres le touchent-elles, que, par un brusque mouvement de renversement de la tête en arrière, le liquide est projeté au fond de la bouche, de telle sorte que les

(1) *France Médic*, 1883. numéros 60 et 62.

lèvres, la partie antérieure de la langue et la face interne des joues ne sont pas en contact avec le liquide. (1)

C'est à la base de la langue, sur les amygdales et à la partie supérieure du pharynx qu'on observe les premières lésions. Elles consistent en une coloration vert olive, avec ramollissement de la muqueuse pouvant aller jusqu'à la purulence. Dans une des observations de von Listow, l'amygdale droite était creusée d'une cavité purulente, et l'amygdale gauche complètement détruite. La muqueuse œsophagienne présente la même coloration verte plus ou moins foncée, et de petits points hémorrhagiques disséminés sur toute son étendue.

L'estomac, examiné extérieurement, est tantôt pâle, tantôt fortement congestionné ; mais les lésions de la muqueuse sont constantes et caractéristiques. C'est d'abord de la congestion, quelquefois uniforme, mais le plus souvent en foyers disséminés ; puis du ramollissement avec perte de substance assez étendue. Ces lésions atteignent leur maximum d'intensité au cardia et au pylore. La coloration est pathognomonique. C'est une teinte allant du vert clair au vert olive foncé, semblable à celle que nous avons signalée précédemment à propos des vomissements et des selles, et spéciale aux préparations du chrome. Cette coloration est due à la transformation de l'acide chromique libre ou de celui des chromates en oxyde de chrôme, qui est vert.

(1) Voir, sur le phénomène de la déglutition, la thèse de doctorat ès-sciences naturelles de M. Arloing (*Ann. des Sc. nat. de zool.* 1877). — Voir aussi *Dict encycl. d. Sc. médic.* Art. Déglutition.

Du côté de l'intestin, les lésions sont à peu près les mêmes. Ce qui domine, c'est la friabilité de la muqueuse accompagnée d'une congestion plus ou moins intense, généralisée ou partielle; celle-ci se traduit tantôt par une légère arborisation vasculaire, tantôt par des érosions pouvant aller jusqu'à une perte de substance complète. Quant à sa coloration, elle n'a rien de caractéristique ; dans un seul cas appartenant à von Listow, l'intestin présentait une teinte jaune pâle.

Le système nerveux est le plus souvent indemne. Deux fois seulement, on a noté de l'épaississement des méninges, de la congestion de la pie-mère et un piqueté hémorrhagique de la substance blanche. Les sinus crâniens sont gorgés d'un sang noir et fluide.

Le cœur est tantôt vide, tantôt rempli de sang noir, poisseux, mélangé de caillots. On a noté des taches de Tardieu sur le péricarde et à la face postérieure du cœur. Les gros vaisseaux sont le plus habituellement vides de sang.

Du côté des poumons, il n'y a que de la congestion plus ou moins forte.

Les organes contenus dans la cavité abdominale, tels que le foie, la rate et les reins, sont toujours lésés. Ils présentent de la congestion, et surtout les reins dans lesquels il est le plus souvent impossible de distinguer la substance corticale de la substance médullaire. La rate est augmentée de volume; le foie fortement congestionné montre à sa surface et à la coupe des îlots jaune-pâle, signes de dégénérescence graisseuse.

Il eût été intéressant de connaître les lésions microscopiques des organes provenant des diverses autopsies que nous avons rapportées. Mais ce côté de la question a été complètement négligé par les auteurs, excepté par von Listow, (1) qui mentionne la dégénérescence graisseuse.

Nous n'avons de renseignements précis qu'au sujet de nos observations inédites. L'examen des pièces a été fait dans le laboratoire de M. le professeur Lépine par le docteur L. Blanc. Les recherches ont porté sur le rein et le foie.

N° 1 Brochier. — Les capillaires rénaux sont le siège d'une congestion intense. Les cellulles des tubes urinifères sont çà et là mal colorées, à noyau peu distinct. Il n'y a aucun exsudat à l'intérieur des tubes. Les glomérules sont distendus par les globules sanguins. Il n'y a pas de lésions appréciables du tissu conjonctif. Du côté du foie, congestion très marquée des vaisseaux et des capillaires. Les cellules sont un peu déformées et aplaties, quelques-unes sont atrophiées. D'autres n'ont plus de noyau et paraissent transformées en une masse réfringente. A la périphérie de quelques ilôts, on voit des cellules remplies de granulations brillantes, de nature graisseuse, ou de véritables gouttelettes graisseuses de dimensions variables.

N° 2 Cochard. — Congestion intense du rein ; les vaisseaux, les capillaires, les glomérules sont distendus

(1) In Maschka.— Loc, cit.

par les globules sanguins rendus polyédriques par pression réciproque. Dans quelques tubes contournés, mais non dans tous, on voit des cellules granuleuses avec un noyau peu apparent. La lumière des tubes n'est pas oblitérée.

Le foie présente aussi une congestion très marquée; les altérations sont les mêmes que précédemment. Les cellules les plus centrales sont très-colorées ; celles qui sont plus en dehors sont désagrégées, à noyau peu visible. A la périphérie enfin, les cellules sont pâles avec granulations brillantes, réfringentes et des gouttelettes graisseuses de toute dimension.

Nous pourrions rapprocher de ces résultats ceux que Gergens (1) a obtenus en examinant au microscope les organes des animaux sur lesquels il expérimentait. Mais ils trouveront mieux leur place quand nous traiterons la physiologie pathologique. Toutefois, nous pouvons dire dès maintenant, que les lésions microscopiques aussi bien chez l'homme que chez les animaux, n'ont rien de particulier au chrome ni à aucune autre substance toxique.

L'analyse chimique des liquides organiques provenant des autopsies de Brochier et Cochard, faite par MM. le professeur Cazeneuve et le professeur agrégé Chapuis, a donné les résultats suivants : Chez tous deux le liquide stomacal était très-acide. Il renfermait, chez Brochier, des traces d'acide sulfurique libre, et la mu-

(1) *Archives de pathologie et de pharmacologie experimentales.* Livre 6 fascicules 1 et 2 p. 158.

queuse de son estomac était comme injectée de sesquioxyde de chrome. Chez Cochard, le liquide stomacal contenait une petite quantité d'acide sulfurique libre ou à l'état de bisulfate, ainsi qu'un peu de sesquioxyde de chrome et des substances organiques. Ses urines étaient franchement acides, même trois jours après les avoir recueillies. Il y en avait 40 cent. c. Elles renfermaient beaucoup d'albumine ainsi qu'une petite quantité d'acide sulfurique libre ou à l'état de bisulfate, et une quantité appréciable de chrome non dosé. Le sang qui était alcalin ne présentait rien de particulier ni au spectroscope, ni au microscope.

Il est regrettable que les matières dont se composaient les vomissements et les selles n'aient pu être analysées. Les vomissements, qui ont été très fréquents, ont dû éliminer une forte proportion d'acide sulfurique libre. Les selles devaient contenir une certaine quantité de sulfate de soude ou de potasse, résultant de la saturation partielle ou totale de l'acide sulfurique par la soude et la potasse du sang.

Quant au bichromate de potasse qu'on a retrouvé sur les muqueuses œsophagienne et stomacale à l'état de sesquioxyde de chrome insoluble, il a subi la modification qu'il subit constamment au contact des matières organiques, surtout en présence de l'acide sulfurique. Il s'est réduit et transformé en sesquioxyde de chrome, composé oxygéné inférieur.

PHYSIOLOGIE PATHOLOGIQUE

Il serait impossible, avec les observations que nous possédons, de fixer la dose minimum de bichromate de potasse pouvant déterminer des accidents chez l'homme. On a essayé, par l'expérimentation sur les animaux, d'arriver à des résultats précis. C'est à Strasbourg qu'ont été faites les principales recherches expérimentales sur ce sujet. Jaillard, le premier, en 1861, a entrepris une série d'expériences qu'il a consignées dans son travail sur la Toxicologie du bichromate de potasse. Puis, Gergens, en 1877, se plaçant à un autre point de vue et étudiant surtout la pathogénie des néphrites, fit à son tour de nouvelles expériences dont on trouvera les résultats dans ses Remarques sur le pouvoir toxique de l'acide chromique. Du reste, les travaux de Gergens ne nous semblent pas avoir ajouté beaucoup à ceux de Jaillard.

Nous allons donner le résumé aussi complet que possible des recherches de ces auteurs, renvoyant pour plus de détails, aux travaux originaux.

Jaillard a expérimenté sur des chiens et des lapins. Il a introduit la substance toxique tantôt par la voie digestive, en la portant directement dans l'estomac au moyen d'une sonde, tantôt par la méthode sous-cutanée, tantôt par l'injection directe dans le torrent circulatoire.

Les doses employées ont été de 0,05 à 0,25 centig. Quel que soit le procédé mis en usage pour intoxiquer les animaux, les symptômes sont les mêmes et ne différent pas sensiblement de ceux qu'on peut observer chez l'homme. Ce sont de fréquentes envies de vomir, accompagnées de vomissements abondants de matières fortement colorées en jaune verdâtre. La diarrhée n'est pas constante; lorsqu'elle existe, elle se compose de selles liquides, quelquefois sanguinolentes, d'autres fois colorées en jaune. La soif est vive, l'anorexie complète. La respiration est pénible et sifflante. L'animal est abattu ; à chaque instant il est agité de secousses convulsives ; dans plusieurs expériences on a noté un tremblement continu.

Quant au début des symptômes, il a varié de quelques minutes à 2 heures. Mais il n'y a aucun rapport entre la rapidité de leur apparition et la quantité de substance toxique ingérée par l'animal. C'est au contraire à faible dose que le poison semble agir le plus vite. Notons que 0.05 centig. de bichromate de potasse introduits dans l'estomac d'un lapin n'ont produit aucun effet.

La mort est survenue de 7 heures à 3 jours après l'intoxication. Il n'y a pas non plus de rapport entre l'époque où elle arrive et la dose de substance toxique administrée. Toutefois, nous remarquons ici, comme pour les symptômes, que la mort est arrivée plus vite avec les petites doses. La gravité de cet empoisonnement semblerait donc être, chez les animaux, en raison inverse de la quantité de matière toxique employée.

A l'autopsie, les lésions rappellent absolument celles que nous avons observées chez l'homme. C'est le tube digestif qui est particulièrement atteint. L'œsophage est en général intact, ce qui tient au mode d'introduction de la substance toxique. L'estomac, le plus souvent contracté, est quelquefois distendu par des gaz; sa muqueuse est fortement hyperémiée, mais pas d'une manière uniforme ; elle présente par places des injections vasculaires plus ou moins intenses. L'intestin revêt le même aspect. Le cœur et les gros vaisseaux sont remplis de sang noir sous forme d'un coagulum mou. Les poumons ne présentent que de la congestion. Les autres organes n'offrent rien de particulier.

Gergens arrive aux mêmes résultats. Il pénètre jusque dans le canal vertébral d'un chien au niveau d'une des premières vertèbres lombaires et injecte une goutte d'une solution concentrée d'acide chromique. Quatre chiens servent à cette expérience. Chez tous on observe une évacuation involontaire d'urine, des convulsions, la flexion des membres postérieurs sur l'abdomen, et dans un cas, l'érection. Au bout de 24 heures, anorexie, soif vive : les animaux rejettent par les vomissements toute l'eau qu'ils avalent. La vessie se vide spontanément et on peut recueillir une grande quantité d'urine assez fortement albumineuse, dans laquelle on trouve des cylindres urinaires et de l'épithélium rénal. Tous ces animaux succombèrent vers le cinquième jour.

Les reins examinés par Reclinghausen présentaient une congestion intense et des ecchymoses à leur surface ; la substance corticale était jaunâtre et tranchait sur la coloration rouge-foncé de la substance médullaire. L'épithélium était trouble et graisseux, sans aucune modification du tissu conjonctif.

Quelques ecchymoses sur la muqueuse vésicale. Le tube digestif, et particulièrement l'intestin, était le siège d'une assez vive inflammation.

Dans une autre expérience, Gergens injecta sous la peau du dos d'un chien, 15 gouttes d'une solution concentrée d'acide chromique ; quelques heures après survinrent des vomissements et une diarrhée abondante qui persista jusqu'à la mort de l'animal, trente six heures après l'opération. A l'autopsie on trouva l'épithélium rénal trouble, et l'urine, dont la vessie contenait une assez faible quantité, renfermait de nombreux cylindres épithéliaux. La muqueuse vésicale était injectée et recouverte d'ecchymoses. L'inflammation intestinale présentait son maximum d'intensité dans le gros intestin qui était rempli d'une bouillie écumeuse et liquide.

Chez un lapin, deux grammes d'une solution renfermant environ o. 25 centigr. de chromate neutre de potasse amenèrent la mort en 24 heures. Urine fortement albumineuse. Reins congestionnés avec nombreux infarctus hémorrhagiques. Bouillie liquide dans le gros intestin dont la muqueuse présente une vive rougeur.

Chez un autre lapin, sous la peau duquel on avait injecté o. 20 centigr. de chromate neutre de soude, on obtint les mêmes résultats.

De toutes ces expériences, nous pouvons conclure que l'acide chromique, le bichromate de potasse, le chromate neutre de potasse ou de soude, quel que soit leur mode d'administration, ont déterminé, chez les animaux, des symptômes et des lésions constamment les mêmes à des doses de 0. 05. à 0. 25 centigr. et semblables à ceux qu'on observe chez l'homme. Le début des accidents a varié de sept minutes à quelques heures et la mort est survenue dans l'espace de 2 à 6 jours en moyenne.

Pour expliquer la pathogénie de ces lésions si caractéristiques du tube digestif, nous pouvons comparer les effets du bichromate de potasse à ceux que nous avons observés dernièrement au laboratoire de médecine légale, dans un empoisonnement par l'acide sulfurique.

Lorsque la mort ne survient pas immédiatement, la substance toxique, agissant en réalité comme un traumatisme, irrite les parois de l'intestin. Celles-ci deviennent le siège d'une congestion intense, allant jusqu'à la rupture des capillaires. Sous l'influence de cette congestion, il se fait une énorme transsudation de sérum qui entraîne avec lui tout le contenu de l'intestin ; ce qui explique comment ce dernier est toujours vide ou ne contient, vers sa partie inférieure, qu'un liquide presque toujours rougeâtre, quelle que soit la nature du poison ingéré, à cause de la grande quantité de sang qu'il renferme.

En outre, par le fait des mouvements péristaltiques et antipéristaltiques déterminés par le contact de la substance toxique, celle-ci est transportée dans toute la longueur de l'intestin, et se trouve en contact avec presque tous les points de sa muqueuse ; il n'y a donc pas lieu de s'étonner de l'étendue des lésions et de l'hypérémie considérable qu'on y rencontre.

CHAPITRE IV

SYMPTOMATOLOGIE

Avant d'aborder l'étude des symptômes observés dans l'empoisonnement par le bichromate de potasse, il ne serait pas sans intérêt de connaître la quantité exacte de substance toxique ingérée. Il paraît facile, au premier abord, de la déterminer; malheureusement, la plupart des observations que nous avons rapportées, ne nous fournissent à cet égard aucun renseignement bien précis. En effet, six fois seulement (Observat. III, IV, VI, VIII, IX, X) on a noté la dose de substance toxique. Dans six autres cas (Obs. II, XII, XIII, XIV XV, XVI), nous ne trouvons qu'une évaluation approximative telle que : une gorgée, un verre, gros comme une noisette, etc... Enfin les autres observations sont muettes à ce sujet. On se contente de signaler la présence du bichromate de potasse, sans plus insister.

Si nous reprenons les observations où les doses ont été exactement indiquées, nous sommes frappé de l'écart qui existe entre elles. C'est ainsi que Bishop et Andrews rapportent deux cas où le bichromate de potasse pris à la dose de 61 gr. 18 amena des accidents formidables. Il n'y aurait certes pas lieu de nous en étonner, si, en regard de ces faits, nous ne mettions celui de Jaillard où 0,05 cent. de la même substance provoquèrent des accidents aussi redoutables chez un malade soumis depuis trois jours seulement à un traitement antisyphilitique par le bichromate de potasse. Notons que, dans tous ces cas, même avec la quantité énorme de 61 gr. la guérison a été obtenue. Faut-il, pour expliquer ce résultat, faire intervenir l'état de plénitude de l'estomac? Ce serait là, certainement, une circonstance favorable, bien qu'il n'en soit fait mention que par Bishop, dont le malade avait mangé, une demi-heure avant de s'empoisonner. En outre, le bichromate de potasse, qui entre autres propriétés, possède celle d'être un vomitif, se comporte probablement comme beaucoup d'autres sels, ceux de cuivre en particulier: dangereux à faible dose parce qu'ils sont absorbés, à haute dose ils sont rejetés en partie avec les vomissements qu'ils provoquent. Enfin, les malades ont été promptement secourus.

Nous pensons que cette dernière circonstance a une assez grande valeur. En effet, si nous considérons les six cas où nous ne possédons que des données approximatives sur la quantité de substance toxique ingérée, nous voyons qu'il y a cinq morts, et cependant la dose de bichromate de potasse n'a certainement pas dépassé 30 gr. Mais les secours ont été tardifs ou ont complètement fait défaut. Il est vrai que, sur ces cinq morts, il y a deux enfants au-dessous de trois ans, et par conséquent d'une faible résistance vitale ; que, dans deux autres faits, il y avait association du bichromate de potasse et de l'acide sulfurique, ce qui avait certainement aggravé les lésions. Néanmoins nous croyons que pour expliquer la guérison avec des doses aussi considérables que 61 gr. il faut faire jouer un grand rôle, sinon le principal, à la rapidité des secours. Il est bien entendu qu'on tiendra toujours compte des dispositions individuelles, des circonstances secondaires, de l'état de santé ou de maladie, etc.

De cette discussion, il résulte que le bichromate de potasse s'est montré aussi toxique à la dose de 0,05 cent. qu'à celle de 61 gr. Quoique 0,05 cent. soit la dose minima relatée dans nos observations, il est à peu près certain qu'une quantité beaucoup moindre, mais qu'il est impossible de déterminer, amènerait des effets toxiques.

Si nous manquons de renseignements précis au sujet des doses, il n'en est pas de même pour la symptomatologie :

Dans la plupart de nos observations, les symptômes ont été très-bien étudiés, et dans quelques-unes, ils sont notés jour par jour. Nous ne reviendrons pas sur des détails qui feraient ici double emploi, et pour lesquels nous ne pouvons que renvoyer aux observations elles-mêmes. Il nous suffira de retracer, dans une revue d'ensemble, les symptômes signalés par les auteurs et, pour plus de clarté, nous les diviserons en *Symptômes locaux* et *symptômes généraux*. Quant aux *symptômes éloignés*, nous serons très-bref, car les malades n'ont pas été revus, et nous ne pourrions que hasarder des hypothèses. Dans cette étude, nous ne nous occuperons que de la fréquence et non de la gravité des symptômes, ce qui nous permettra de suivre un ordre anatomique.

SYMPTOMES LOCAUX

1° *Tube digestif.* — C'est dans l'appareil digestif que les symptômes se montrent avec leur plus grande fréquence et leur plus grande intensité. Presque immédiatement après l'ingestion de la substance toxique, le malade éprouve une sensation douloureuse de chaleur et de sécheresse à la langue et au pharynx. (Dans un cas où il s'agissait d'un ouvrier chromateur, il y avait de petites ulcérations sur les amygdales.) En même temps, il est pris d'une soif intense, d'autant plus difficile à satisfaire que la déglutition est souvent impossible. Le long de l'œsophage, au niveau du creux épgastrique et dans toute la région abdominale, la douleur est quelquefois tellement vive que le patient est plié en deux et ne peut supporter le moindre poids. Les vomissements sont un des symptômes les plus constants ; nous les trouvons notés douze fois sur nos dix-sept observations. Ils apparaissent le plus ordinairement dès le début ; cependant, dans les deux cas de von Listow, ils ne sont survenus que douze heures après l'ingestion de la substance toxique. Leur couleur, le plus souvent vert-olive, peut être rose, ainsi que l'a observé Bishop.

Ils renferment quelquefois des lambeaux plus ou moins considérables de la muqueuse stomacale.

La diarrhée est moins fréquente que les vomissements: on n'observe alors que des coliques et du ténesme plus ou moins douloureux. Elle se montre aussi de bonne heure. Elle se compose souvent de mucus et de sang, et n'a rien de caractéristique. D'autres fois elle a une couleur absolument semblable à celle des vomissements.

Nous insistons sur cette coloration des vomissements et des selles. Elle est caractéristique du bichromate de potasse, et il faut en tenir grand compte au point de vue du diagnostic.

2° *Appareil respiratoire.* — Du côté des voies respiratoires, on ne note rien de bien spécial à cet empoisonnement. Le symptôme le plus fréquent serait une dyspnée plus ou moins intense. Dans quelques cas il y eut de la difficulté de la parole, avec raucité de la voix. Enfin, von Listow, cité par Maschka, a observé le phénomène de Cheyne-Stokes chez un enfant de trois ans et demi.

3° *Appareil circulatoire.* — L'auscultation du cœur paraît avoir été complètement négligée. Il n'en est fait mention que dans un des cas communiqués par M. le professeur Lacassagne (Ob. XVI). M. Jean Boyer, alors interne du service dans lequel fut reçu le malade qui fait le sujet de cette observation, constata que les bruits du cœur étaient « très affaiblis, irréguliers et fréquents. » La plupart des autres observateurs ont noté la petitesse du pouls, qui est quelquefois à peine perceptible; les pulsations sont en même temps plus nombreuses qu'à l'état normal, sauf dans un cas de Jaillard où le pouls était « à peine perceptible, filiforme et *très lent.* »

Symptomes généraux

Ce qui frappe tout d'abord, c'est la pâleur des téguments, accompagnée quelquefois de cyanose des extrémités. La surface du corps est couverte d'une sueur abondante, froide et visqueuse. Il y a une abolition absolue des forces, et si l'on y joint une anorexie à peu près complète, on ne sera pas étonné du degré extrême d'émaciation où arrivent les malades, et sur lequel ont insisté Heathcote et la plupart des autres observateurs.

Du côté du système nerveux, on note un certain nombre de symptômes. L'un des plus constants est la dilatation et la fixité des pupilles ; on n'a jamais observé leur rétrécissement. Le malade est inquiet, anxieux ; son intelligence est intacte (sauf dans les deux cas de von Listow, relatifs à des enfants), et il conserve jusqu'à la fin toute sa connaissance. Il se plaint surtout de crampes douloureuses dans les mollets et à la partie interne des cuisses ; quelquefois ces crampes sont généralisées à tout le corps. L'anesthésie, observée une seule fois par Bishop, était à peu près complète. Quant à la paralysie notée par Johnson, elle ne dura que quelques heures.

En résumé, de tous ces symptômes, il n'en est qu'un seul qui appartienne en propre au bichromate de potasse : c'est la coloration vert olive des vomissements. Tous les autres peuvent se rencontrer dans un empoisonnement par une substance irritante ou corrosive quelconque.

CHAPITRE V

DIAGNOSTIC - PRONOSTIC TRAITEMENT

Diagnostic. — Plusieurs cas peuvent se présenter :

1° On est appelé immédiatement auprès du malade qui présente les symptômes précédemment décrits. Lui-même, ou son entourage, donne tous les renseignements nécessaires ; on peut encore se procurer les restes de la substance qu'il a avalée par mégarde. Le diagnostic ne présente alors aucune difficulté et il résulte de nos observations que c'est le cas, de beaucoup, le plus fréquent.

2° Il est impossible de se procurer la substance toxique ou d'avoir des détails sur sa couleur, sa saveur etc... Mais le malade vomit, et on est alors en présence d'un symptôme pathognomonique : c'est la couleur vert-olive des vomissements. En effet, aucune substance vénéneuse ne donne une coloration si caractéristique. Cependant il ne faudrait pas se prononcer catégoriquement avant l'examen chimique des matières vomies, car la bile pourrait leur donner cet aspect. Il est vrai que les autres symptômes n'existeraient pas.

3° Enfin le malade ne vomit pas ; les commémoratifs manquent ; en l'absence des vomissements, qui d'ailleurs est exceptionnelle, les autres symptômes ne suffisent pas pour asseoir le diagnostic. C'est alors dans l'urine qu'il faudra rechercher la présence de la matière toxique, par une série de réactions qui ont pour but de déceler la coloration caractéristique de l'oxyde de chrome, et dont les détails sont donnés dans Jaillard. (1)

Lorsqu'un malade se plaindra d'une vive chaleur accompagnée de sécheresse de la gorge, de l'œsophage et de l'estomac ; d'une violente douleur le long du tube digestif, et spécialement au niveau du creux épigastrique et de l'abdomen ; lorsqu'il aura de la diarrhée, des crampes plus ou moins généralisées, siégeant le plus souvent aux mollets, de la petitesse et de la rapidité du pouls, et surtout quand les vomissements présenteront la couleur jaune caractéristique, on pourra, en tenant compte des commémoratifs, et avant tout examen chimique, faire le diagnostic probable d'empoisonnement par le bichromate de potasse, ou un autre sel de chrome.

(1) Loc. cit. p. 20 et suivantes.

Pronostic. — Cet empoisonnement comporte un pronostic grave. Sur les dix-sept observations que nous avons recueillies, il y en a huit suivies de mort. Celle-ci arrive, en général, dans les 24 heures, quelquefois beaucoup plus tôt. Cependant, elle peut ne survenir que vers le quatrième ou le cinquième jour, ainsi que le prouvent les deux cas de von Listow. Indépendamment des perforations stomacale ou intestinale, la mort arriverait par paralysie du cœur (Orfila), du système nerveux (Gmélin), par destruction des globules sanguins (Cumin).

Dans les circonstances heureuses, la guérison est toujours lente et entrecoupée d'accidents graves qui font craindre pour la vie des malades. Il suffira de lire l'observation si intéressante de Bishop, pour se convaincre des dangers qui menacent le malade durant la convalescence, et de la nécessité de porter un pronostic réservé, même lorsque le malade semble complètement guéri.

Bien que les auteurs n'en fassent pas mention, nous signalons un accident éloigné qui assombrit encore le pronostic ; c'est le rétrécissement de l'œsophage. Nous n'insisterons pas sur cette complication qui n'a rien de spécial à cet empoisonnement, mais nous devions au moins l'indiquer. Enfin, il faudra tenir compte de l'état de réplétion ou de vacuité de l'estomac, de la quantité de substance toxique ingérée, de son degré d'acidité, de sa combinaison avec une autre substance, l'acide sulfurique par exemple, de l'abondance ou de l'absence des vomissements, de l'époque de leur apparition, etc...

Traitement. Comme dans tout empoisonnement, il y a deux indications principales à remplir: faire rejeter le plus tôt possible la substance toxique, et neutraliser ce qui n'a pu être rejeté. Tout en reconnaissant leur importance, Jaillard, dont le travail nous a été d'un si grand secours, intervertit l'ordre de ces indications. Selon cet auteur, il vaut mieux s'occuper d'abord de neutraliser le poison que de l'évacuer. En effet, le bichromate de potasse étant par lui-même un vomitif puissant, remplit le plus souvent la première indication; et son action est si rapide, que lorsqu'on arrive auprès du malade, on le trouve faisant de violents efforts de vomissement, suivis du rejet de matières alimentaires ou glaireuses présentant la coloration spéciale au bichromate de potasse. Il n'y a donc pas à intervenir dans ce cas par les vomitifs. De plus, supposons que le bichromate de potasse, n'ait pas amené de vomissements; ce n'est encore pas par les vomitifs qu'il faudrait commencer le traitement: car étant données d'une part la puissance caustique et la rapidité d'action de ce sel, comme d'autre part on n'est pas sûr de tout faire rejeter par les vomitifs, il y aurait peut-être des lésions irréparables au moment où on administrerait les substances neutralisantes. Donc, pour Jaillard, il vaut mieux donner immédiatement les neutralisants, les vomitifs viendront ensuite.

Quoi qu'il en soit, tout en reconnaissant la valeur de ces remarques, nous suivrons l'ordre adopté par la plupart des auteurs dans la description du traitement que nous diviserons en deux parties, selon qu'il s'adresse aux symptômes primitifs ou aux symptômes consécutifs.

Dès le début, on administrera des vomitifs tels que l'émétique, l'huile d'olive à haute dose, de l'eau chaude, ou bien à l'exemple de Lewis, une cuillerée de moutarde en poudre dans un litre d'eau chaude. Tels sont les moyens qui ont été le plus souvent employés. Mais il en est un sur lequel insistent particulièrement Bishop, Taylor, Andrews: c'est la pompe stomacale. Dans les remarques dont il fait suivre son observation, Bishop dit expressément que c'est surtout à ce dernier moyen qu'il accorderait le plus de confiance. Nous croyons devoir ajouter à l'emploi de la pompe stomacale le lavage de l'estomac par la méthode de Faucher. C'est certainement le meilleur moyen d'évacuer la substance toxique.

Comme mode d'administration des vomitifs, nous préférons la méthode sous-cutanée. Il suffit en effet de voir les estomacs de Brochier et de Cochard pour se demander comment un vomitif donné par la voie stomacale pourrait agir sur une pareille muqueuse. On emploiera l'apomorphine à la dose de 0 gr,006 à 0 gr,010 par injection. En effet d'après Fonssagrives (1)« l'apomorphine à petites doses, par la méthode hypodermique est le plus sûr et le moins dangereux de tous les émétiques. Son innocuité locale et générale, la persistance des vomissements longtemps après son administration, en font un médicament précieux dans la thérapeutique des empoisonnements.»

(1) *Dict. Ency. d. Sc. Méd.* Deuxième série, t. IX.p. 515

Cela fait, on s'occupera de neutraliser la substance toxique. D'une manière générale, les alcalins sont indiqués (la craie, le carbonate de potasse ou de magnésie, bicarbonate de soude, etc...) Mais tous les auteurs ne sont pas d'accord sur l'utilité et surtout sur l'innocuité de ces préparations en présence des sels de chrome. Ducatel, par exemple, dit que les alcalins ne font que changer le chromate acide en chromate neutre ; or, ce dernier étant à peu près aussi dangereux que le précédent, ce n'est pas avancer beaucoup que donner les alcalins. Jaillard, au contraire, s'appuyant sur l'expérimentation, affirme que le chromate neutre est beaucoup moins toxique que le chromate acide, puisque à la dose considérable de 1 gr. 50, ce sel n'a déterminé chez les animaux que des vomissements passagers, tandis que 0,10 centig. de bichromate de potasse ont amené la mort. Donc il est urgent de neutraliser le sel acide et, pour cela, on emploiera une solution de bicarbonate de soude ou de magnésie. Quant au carbonate de chaux, Bishop ne le conseille pas, car il pense que le chromate de chaux peut être dangereux. M. Nuse, cité par Delpech, (1) conseillerait les sels ferreux constitués par des acides organiques, tels que l'acétate de protoxyde de fer, le lactate de fer. En même temps on donnera du lait, de l'eau albumineuse, des blancs d'œuf.

S'il existait des ulcérations pharyngiennes, on pourrait administrer, ainsi que l'a fait Heathcote entre les mains duquel il a réussi, le bichlorure de mercure à la

(1) Loc. cit.

dose de o, gr. 003 toutes les quatre heures, et faire des attouchements avec une solution concentrée de nitrate d'argent. Contre les ulcérations intestinales, l'opium, le nitrate d'argent en lavement, seront d'un grand secours. De larges vésicatoires, des sangsues, pourront être appliqués avec succès sur l'abdomen. Bishop fit une saignée générale à son malade. Contre la douleur, les cataplasmes laudanisés, les injections de morphine rendront de grands services. Enfin, on soutiendra les forces du malade par les toniques, les stimulants, un régime approprié, etc...

En résumé, en présence d'un empoisonnement par le bichromate de potasse, on videra d'abord l'estomac, on le lavera au moyen de la pompe stomacale, puis on administrera les vomitifs, surtout par la méthode sous-cutanée, en même temps que de l'eau chaude, du bicarbonate de soude ou de magnésie, et du lait en grande quantité pour empêcher les parois de l'estomac de s'accoler, ce qu'il faut éviter à tout prix. Enfin, le premier danger passé, on s'attachera, jusqu'à complète guérison, à prévenir ou à combattre les différents symptômes qui pourraient survenir. Mais ici le traitement n'a rien de spécial à ce genre d'empoisonnement.

CONCLUSIONS

1° Les empoisonnements par les sels de chrome sont relativement fréquents, ainsi que le prouvent nos observations. Il y a lieu de craindre, étant donné l'usage de plus en plus répandu de ces sels dans les arts et l'industrie, de voir augmenter leur nombre.

2° Ils sont presque toujours accidentels, puisque sur dix-sept observations, nous ne relevons que trois suicides et un avortement (?)

3° Leurs symptômes rappellent ceux d'un empoisonnement par une substance corrosive, telle que l'acide sulfurique, l'acide azotique etc : c'est un traumatisme. Ils n'ont qu'un caractère spécial: c'est la coloration vert-olive des vomissements, des selles et de la muqueuse digestive.

4° Le pronostic est grave, car la mort est survenue dans la moitié des cas et dans un laps de temps variant de cinq heures à six jours ; dans les autres, la guérison a toujours été très-longue à obtenir et souvent interrompue par des accidents graves.

5° Le traitement consiste à évacuer immédiatement la substance toxique. Nous plaçons, en tête des moyens à employer, le lavage de l'estomac par la pompe stomacale et les vomitifs par la méthode sous-cutanée. En même temps, on fera boire au malade de grandes quantités de lait chaud additionné de bicarbonate de soude ou de magnésie.

BIBLIOGRAPHIE (1)

*CUMIN, *Journal d'Edimbourg*, 1827. — GMÉLIN, *Arc. gén. de méd.* 1re série, t. XVIII, p. 268'.28 18 — DUCATEL, *Arc. de méd.* 2e série, t. VI, p. 120, 1834. — DU MÊME, Sur l'action toxique des chromates de potasse. *Journal de chimie médic.* 1re série t. X. p. 438, 1834. — JACOBSON, *Ar. gén. de méd.* 2e série, t. III, p. 304, 1834. — ID., *Bul. de thérap.* t. VI, page 218, 1834. — WILSON, *Méd. gaz.* v. XXXIII, 1844. — BISHOP, *Guy's Hosp. Rep.* p. 214, 1850. — CHEVALLIER, *Comptes-rendus de l'Institut*, 1851. — Jaillard, *Gaz. des Hop.* et *Journal de thérap.* 1853. — HEATHCOTE, *the Lancet*, 11 février, p. 152, 1854. — VICENTE, *Annales de thérap. de Bouchardat*, 1855. — ARRASTIA Y CRESPO, *Pouvoir antisyph. du bichromate de potasse*. Thèse Paris 1856. — **Contribution à la méd. lég., la toxicologie et la pharmacodynamique*. Wurtzbourg 1858. — JAILLARD, *Gaz. méd. de Strasbourg*, 1861. — ID. *De la toxicol. du bichrom. de potasse*, 1861. — **Empoisonnement accidentel du professeur Parokow*, 1862. — BÉCOURT et CHEVALLIER, *Ann. d'hygiène publique*, t. XX, p. 83, 1863. — DELPECH, *Bull. de l'Acad. de méd.* t. XXIX, p. 289, 1863. — HILLAIRET. *Bulletin de l'Acad. de méd.* tome XXIX, page 345, 1863. — SCHRADER, *Bull. trim. de méd. lég. de Horn.* Nlle série, v. V p. 113 à 143, 1866. — DE BONNEFOUX, *Du bichrom. potasse comme antisyp.* thèse Paris, 1866. — MAGITOT, *Arc. gén. méd.* Juin et juillet 1867. — DELPECH et HILLAIRET, *Ann. d'hyg.* 2e série, t. XX, XXXI, XLV, 1868. — MAGITOT, *Bul. gén. thér.* t. LXXVI, p. 264 et 304, 1869. — ANDREWS, in Taylor 1869. — GUBLER, *Soc. de thérap.* 7 mai 1871. — ISAMBERT, *Bull. gén. thérap.* t. LXXXIII, p. 41, 1872. — **Bull. trim. de méd. lég. d'Eulenberg*, vol. XX, p. 60, 69, 1874.

(1) Les ouvrages marqués d'une astérisque (*) sont ceux que nous n'avons pu nous procurer.

LEWIS, *Brit. Méd. Journ.*, 27 mars 1875. — LANCEREAUX, *Ann. d'Hyg.* vol. XLIV, p. 339, 2e série, 1875. — *Dict. Encycl. des sc. méd.*, t. XVII. *1875.* — LAYET, *Hygiène des professions et des industries*, p. 62, 222. *1875.* — WURTZ, *Dict. chimie*, Art. Chrome, 1876. — GERGENS, *Arch. de path. et de pharmac. expérimentales*, L. 6, Fasc. 1, 2, p. 158, 1876. — MASCHKA, *Bull. trimest. de méd. prat. de Prague*, 1877. — JOHNSON, *Lond. méd. times and gaz*, 20 oct. 1877. — WEIGERT, *Arch. d'anat. path. de Virchow*, vol. LXX, p. 37, 1877. — DAVANNE, *Progrès de la photographie*, 1877. — ARLOING, *Application de la méth. graph. à l'étude du mécanisme de la déglutition dans les mammifères et les oiseaux.* Thèse pour le doctorat ès-sciences. Paris, 1877. — LACASSAGNE, *Précis de méd. judiciaire*, 1878. — WEIGERT, *Arch. d'anat. path. de Virchow*, vol. LXII, p. 254, 1878. — WALKER, *the Lancet*, 27 sept. 1879. — * CARL WEIGERT, *Collect. des trav. chimiques de Volkmann*, nos 162 et 163, 1879. — KABIERSKE. *Le rein chromique* Dissertation inaugurale, à Breslau, 1880. — C. POSNER, *Arch. d'anat. path. de Virchow*, vol. 79, Fasc. 2, p. 333. — * FALK, *Traité de toxicologie pratique*, p. 143, 1880. — MOSQUERON, *Thèse*, Paris, 1880. — *Annales d'Hygiène*, 3e série, t. 3, p. 86, 1880. — GALIPPE, *Ann. d'Hyg.* 3e série, t. 3. p. 173, *1880.* — .— ARLOING, *Dict. Ency. des Sc. med.* Art. *déglutition*, t. XXVI, 1881. — A. CHAPUIS, *Précis de toxicologie*, p. 243, 1882. — *Revue d'hygiène et de police sanitaire*, *p.* 364, 1882. — NAPIAS, *Hyg. Ind.*, pages 37, 121, 456. — GIRARDIN, 30e leçon de *chimie industrielle*, t. II, p. 391 et suiv.

TABLE DES MATIÈRES

www.ingramcontent.com/pod-product-compliance
Ingram Content Group UK Ltd.
Pitfield, Milton Keynes, MK11 3LW, UK
UKHW020347180726
13839UKWH00002B/970